Marc Meintrup

Natürlich heilen mit
Weizengras

Die besten Rezepturen mit Weizengrassaft zur Stärkung des Immunsystems
Erkrankungen von Herz, Kreislauf, Magen und Darm vorbeugen und behandeln

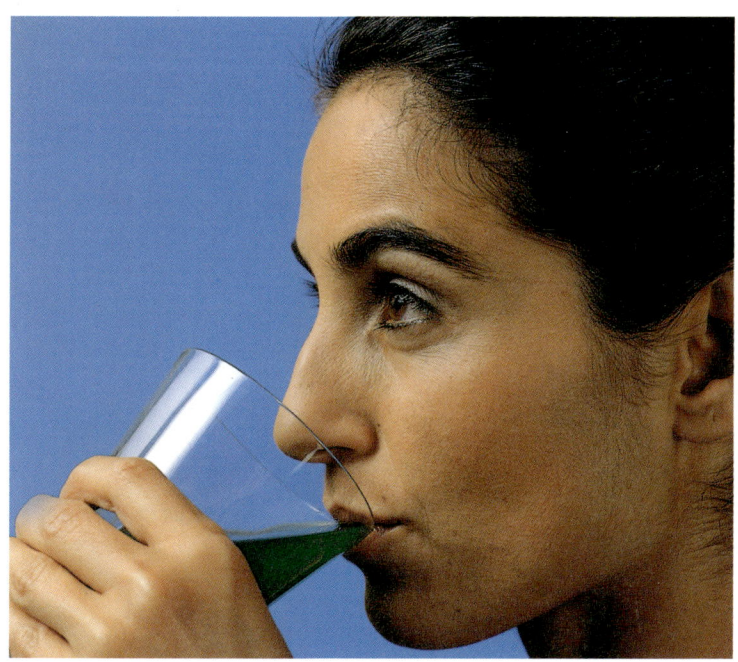

SÜDWEST

Inhalt

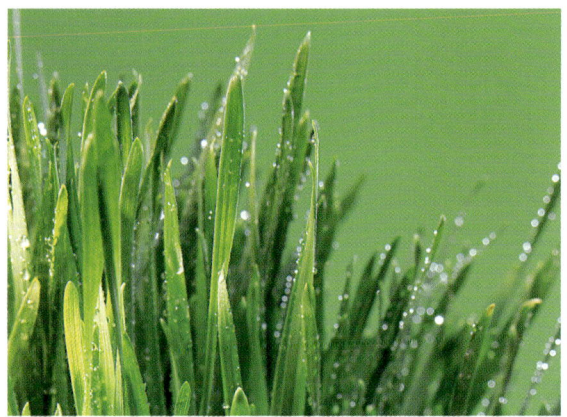

Natürliche Heilkraft aus der Natur.

Vom Weizengras zum Saft – Gesundes selbst herstellen.

Essen Sie sich gesund 74

Körperpflege mit Weizengrassaft 84

Die Hausapotheke mit Weizengrassaft 90

Vorwort

Gras als gesundheitsförderndes Lebensmittel? Das klingt für viele zunächst einmal ungewohnt, ja komisch. Lange Zeit war Weizengrassaft in Vergessenheit geraten, obwohl er früher zur täglichen Gesundheitsnahrung und zur Körperpflege vieler Menschen gehörte.

Die keltischen Druiden, das Volk der Essener in der ägyptischen Wüste, die chinesischen Heilkundigen der Mingh-Dynastie und die mittelamerikanischen Indianer – sie alle wussten von der heilenden Kraft des Weizengrassaftes. Lassen Sie sich ein auf eine Argumentation für ein uralt-neues Heilmittel.

Weizengrassaft verhindert Impotenz. Aber das ist nur eine der vielfältigen Heilwirkungen von Weizengrassaft.

Dem Vorbild der Tiere ...

Jeder weiß, dass viele Tiere sich vorwiegend von Gras ernähren. Aber auch Tiere, die nicht ausschließlich Gras fressen, nehmen bei Krankheit instinktiv für ihre Heilung Gras zu sich. Wenn Sie einen Hund oder eine Katze haben, dann wissen Sie, dass sogar Fleisch fressende Tiere häufig Gras verzehren. Diese Tiere suchen ein natürliches Mittel zur innerlichen Reinigung und zur Heilung. Sie benötigen die wirkungsstarken Inhaltsstoffe von Gras, die ihnen bei ihrer täglichen Fleischnahrung abgehen.

... folgten die alten Kulturen

Dem Vorbild der Tiere folgend, nutzten die chinesischen Kaiser Weizengrassaft zur Blutreinigung im Frühjahr und als effektives Stärkungsmittel. Die Druiden im schottischen Anglesey und rund um Stonehenge kannten erfolgreiche Rezepturen zur Wundbehandlung, die auf der Wirkungsstärke von Weizengrassaft beruhten. Die mittelamerikanischen Indianer kannten sehr wirksame Rezepte für die Wundheilung – viele ihrer Rezepturen arbeiteten mit der wichtigen Zutat des Weizengrassaftes.

Heilkraft für mehr als 100 Leiden

Im Juni 1940 erschien in der US-amerikanischen Ärztezeitschrift *Journal of Surgey* ein Bericht von Dr. Benjamin Gruskin über Weizengrassaft: Bei 1 200 Krankheitsfällen von Mundinfektionen über Magenentzündungen bis hin zu Hautkrankheiten belegte Gruskin die Erfolge der Weizengrassaft-Therapie. Gruskin erbrachte den wissenschaftlichen Beweis für uraltes keltisches Druidenwissen: Mit Weizengrassaft behandelte Wunden heilen in drei Viertel der normalen Zeit. Weizengrassaft bietet sich an als sinnvolle Optimierung zahlreicher Naturrezepturen für mehr als 100 Leiden und Gebrechen.

Konzentrierte Heilkraft im Saft

Bei Weizen liegt das Heilpotenzial vor allem im frisch gepressten Saft, weniger im Korn. Körner sind recht wenig an das menschliche Verdauungssystem angepasst. Um den Schatz der Körner aufschließen zu können, müssen sie gemahlen, gebacken, eingeweicht etc. werden. Die Sprossen des Weizenkorns, die beim Keimen aus den Körnern entstehen, sind viel leichter aufzuschließen. Sprossen sind reicher an verwertbaren Inhaltsstoffen als die Körner. Nur die Sprossen allein bieten das wertvolle Chlorophyll. Keimlinge und der Saft der Sprossen – der Weizengrassaft – sind für den menschlichen Körper voll verwertbar.

Konservierung mindert die Heilkraft: Nur wirklich frisch gepresster Weizengrassaft besitzt die volle Heilkraft. Vermeiden Sie daher alle Formen von Konservierung, verwenden Sie keine gekauften Säfte, sondern verlassen Sie sich ausschließlich auf Ihre eigene Produktion von Weizengrassaft.

Was dieser Ratgeber für Sie leistet

▸ Dieser Ratgeber informiert Sie ausführlich und übersichtlich über die Heilwirkungen von Weizengrassaft.

▸ Sie erfahren detailliert, wie Sie selbst Weizengrassaft herstellen können. Damit sind Sie nicht mehr auf teure Angebote in Reformhäusern angewiesen (200 Gramm kosten oft bis zu 100 DM).

▸ Es gibt viele Rezepturen zu Erkrankungen und zur Vorbeugung.

▸ Schließlich finden Sie zahlreiche Rezeptvorschläge für köstliche und schnell gemachte Salate aus Weizengrassaft und Keimlingen – für die gesundheitsbewussten Esser und die Feinschmecker unter Ihnen.

Heilende Inhaltsstoffe

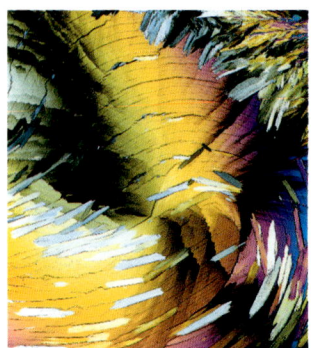

Vitamin E ist ein sogenanntes Antioxidans. Es wird auch als Arterienschutzvitamin bezeichnet.

Überraschende Analyseergebnisse

Dr. Earp Thomas vom Bloomfield Laboratorium in New Jersey analysierte Weizengrassaft und fand Hunderte heilender Biostoffe.

▶ Der Kalziumgehalt im Weizengras ist fast so hoch wie in Milch.

▶ Weizengrassaft enthält fünfmal mehr Eisen als Spinat.

▶ Im Korn des Weizens lassen sich Vitamin C und Karotin nicht nachweisen, im Weizengrassaft jedoch mehr als reichlich.

▶ Die Vitamine der B-Gruppe, B1, B2, B3, B6 und das Blutbildungsvitamin B12, sind im Saft sechsmal mehr vorhanden als im Korn.

▶ Im Weizengrassaft ist zehnmal mehr Vitamin E enthalten als in Spinat oder Blattsalat.

▶ Frischer Weizengrassaft enthält alle Mineralstoffe der Weizenkörner – oftmals in höherer Konzentration als im Samen selbst.

Chlorophyll und Hämoglobin

Blattgrün (Chlorophyll) ist oft giftig. Das Chlorophyll des Weizengrassaftes ist dagegen völlig ungiftig und für den Körper leicht verwertbar.

Die keltischen Medizinmänner nutzten bei ihrer Wundheilung mit Weizengrassaft eine Tatsache, die erst in unserer Zeit vom Nobelpreisträger Dr. Hans Fischer wissenschaftlich bewiesen wurde: Zwischen dem Blutfarbstoff Hämoglobin und dem Chlorophyll besteht eine enge, chemische Verwandtschaft.

Das Chlorophyll des Weizengrassaftes – reine, durch Fotosynthese gespeicherte Sonnenenergie, das grüne Pflanzenblut – bildet zugleich eine wichtige Basis für die menschliche Blutbildung, die Blutgesundheit und die richtige Versorgung von Körperzellen und Organen.

▶ Weizengrassaft hat einen extrem hohen Chlorophyllgehalt von bis zu 70 Prozent.

▶ Das Chlorophyll des Weizengrassaftes ist für den Menschen in keiner Weise toxisch (giftig), wie es bei vielen anderen Arten von Blattgrün der Fall ist.

Biostoffe im Weizengrassaft

In frisch gepresstem Weizengrassaft befindet sich eine Vielzahl von heilenden Biostoffen. Die wichtigsten Gruppen dieser Biostoffe sind Vitamine, Mineralstoffe und Aminosäuren. Im Folgenden sind die wichtigsten Inhaltsstoffe aufgelistet.

Vitamine
▶ Vitamin A (Retinol)
▶ Vitamin B1 (Thiamin)
▶ Vitamin B2 (Riboflavin)
▶ Vitamin B3 (Niazin)
▶ Vitamin B6 (Pyridoxin)
▶ Vitamin B12 (Kobalamin)
▶ Vitamin C (Askorbinsäure)
▶ Vitamin D (Kalziferol)
▶ Vitamin E (Tocopherol)
▶ Vitamin H (Biotin)
▶ Vitamin K
▶ Folsäure
▶ Pantothensäure

Mineralstoffe und Spurenelemente
▶ Eisen
▶ Jod
▶ Kalium
▶ Kalzium
▶ Kupfer
▶ Kobalt
▶ Mangan
▶ Natrium
▶ Phosphor
▶ Schwefel
▶ Selen
▶ Zink
▶ 75 weitere Mineralstoffe und Spurenelemente

Aminosäuren
▶ Alanin
▶ Arginin
▶ Asparaginsäure
▶ Glutaminsäure
▶ Glyzin
▶ Histidin
▶ Isoleuzin
▶ Leuzin
▶ Lysin
▶ Methionin
▶ Phenylalanin
▶ Prolin
▶ Threonin
▶ Tryptophan
▶ Tyrosin
▶ Valin
▶ Zystin

Bitte beachten Sie
Die Vielfalt an heilenden Biostoffen finden sich ausschließlich in frisch gepresstem Weizengrassaft. Durch Konservierung und längeren Kontakt mit Luft oxidiert Weizengrassaft schnell. Oxidation zerstört nicht nur das gesundheitsfördernde Chlorophyll, sondern vermindert auch die Heilkraft ganz beträchtlich.

Weizenkörner müssen in langwierigen Verfahren erst an die menschliche Verdauung angepasst werden. Weizengrassaft ist dagegen für den Organismus sofort verwertbar.

Wirkstoffe bewahren ...

Aus Japan und aus den USA wird von Spezialversendern seit einigen Jahren Chlorophyllpulver aus Weizengras und anderen Gräsern angeboten. Solchermaßen konservierte Produkte verlieren allein durch das Trocknen den größten Teil ihrer Vitalstoffe. Für die Zubereitung der hier beschriebenen Therapierezepturen sollten Sie ausschließlich frischen Weizengrassaft verwenden.

... durch raschen Verbrauch

Bitte beachten Sie folgende Regeln im Umgang mit Weizengrassaft.
▶ Im Idealfall sollten zwischen Pressen und Einnahme des Weizengrassaftes nur zwei Minuten Zeit liegen.
▶ Vermeiden Sie es nach Möglichkeit, zubereiteten Saft länger stehen zu lassen.
▶ Bereiten Sie nie Weizengrassaft auf Vorrat zu.
▶ Nur bei ganz raschem Verbrauch haben Sie die Garantie der bestmöglichen Wirkstoffverwertung.

Um sich an den Geschmack von Weizengrassaft zu gewöhnen, können Sie den Saft mit Quellwasser oder stillem Mineralwasser verdünnen. Mischen Sie aber keinesfalls saure Zitrussäfte mit grünen Säften. Nehmen Sie stattdessen lieber Gemüsesäfte.

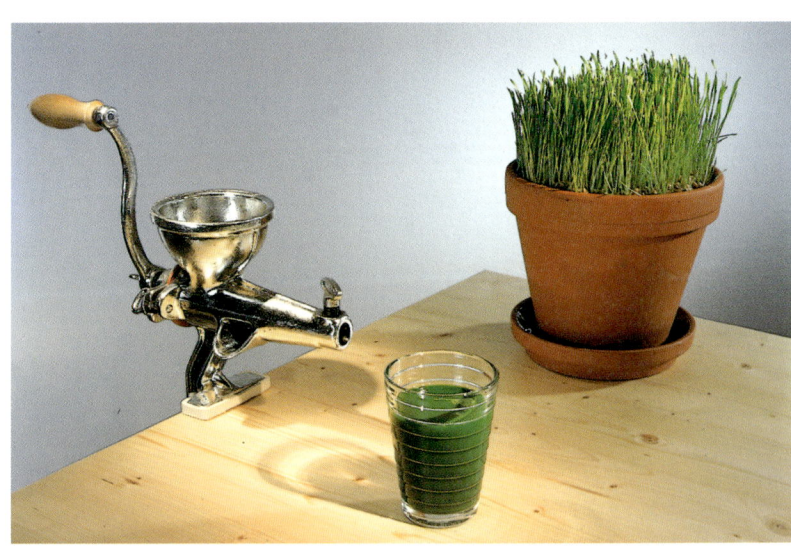

Nur durch eigenen Anbau, Ernte und Pressung können Sie sicher sein, dass Sie auch wirklich frischen Weizengrassaft zu sich nehmen.

Weizengrassaft zur Vorbeugung

In Deutschland ist die Chlorophylltherapie leider noch nahezu unbekannt. Dabei ist folgender Zusammenhang schon lange Zeit bekannt: Weist die menschliche Nahrung zu wenig verwertbare chlorophyllhaltige Bestandteile auf, dann verschlechtert sich sofort die Blutqualität. Schlechte Blutqualität ist oftmals ein Auslöser für vielfältige Krankheiten und zahlreiche Leiden.

Verbesserte Blutqualität

Bei schlechten Blutwerten bietet sich eine Chlorophylltherapie mit Weizengrassaft als nahezu ideales Mittel an: Regelmäßig eingenommen verbessert Weizengrassaft durch seinen besonders hohen Gehalt an leicht verwertbarem Chlorophyll rasch die Blutqualität. Hierdurch können Sie selbst auf natürlichem Weg – und ohne jegliche unerwünschte Nebenwirkungen – Ihre Gesundheit verbessern und vielen Krankheiten wirksam vorbeugen.

Maximal zwei Minuten sollten zwischen der Herstellung und dem Konsum von Weizengrassaft liegen. Nur so erhalten Sie das Wirkstoffmaximum.

Uraltes Wissen wird wieder neu entdeckt

Gesicherte, wissenschaftliche Erkenntnisse belegen, dass Weizengrassaft vor allem ein ausgezeichnetes Mittel zur wirkungsvollen Krankheitsprophylaxe (Vorbeugung) darstellt. Früher wussten dies viele Völker. Bereits die Inkas kannten Möglichkeiten der Zellreparation und Zellregenerierung. Diese Wirkung schrieben sie vornehmlich dem Weizengrassaft zu.

Nachdem das Wissen um die Heilkraft des Weizengrassaftes lange in Vergessenheit geraten war, rückt dieses natürliche Heilmittel nun langsam wieder in den Mittelpunkt des allgemeinen Interesses.

Auch bei naturheilkundlichen Entwicklungen spielen die Kaufentscheidungen der Konsumenten eine entscheidende Rolle: Allein in den letzten drei Jahren entschieden sich im deutschsprachigen Raum mehr als vier Millionen gesundheitsbewusste Verbraucher für die kontinuierliche Einnahme des Saftes.

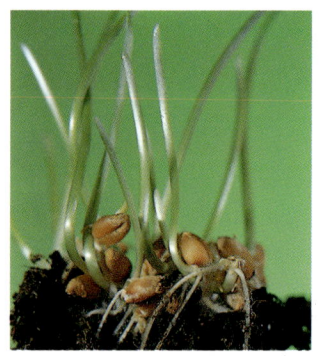

Vom Weizenkorn über Weizenkeimling und Weizenspross zum Weizengras.

Weizengrassaft selbst gewinnen

Gesundheit und Sparsamkeit

Solange Weizengrassaft im Handel nicht preiswerter erhältlich ist, sind Sie darauf angewiesen, Weizengrassaft selbst herzustellen und frisch zu sich zu nehmen, wenn er wirklich helfen soll.

Beim Weizengras finden Sie die ideale Verbindung von Gesundheit und sparsamem Haushalten.

▶ Die Weizenkeimsprosse besitzt 270 Prozent mehr Vitamin C als das Weizenkorn und 300 Prozent mehr Vitamin E.

▶ Die extrem teuren Nervenvitamine des B-Komplexes sind im Saft um 300 Prozent mehr enthalten als im Korn.

▶ Das lebensnotwendige Vitamin B12, das man sonst fast nur in Fleisch findet, befindet sich auch in vielen Keimsprossen des Weizengrases.

Weizengraszucht ist nicht teuer: Mit sehr preiswerten Hilfsmitteln und Materialien sparen Sie sich viele hohe Ausgaben für teure Vitaminpräparate.

Was Sie zur Eigenzucht benötigen

▶ Saatgut: Verwenden Sie nur unbehandelte Samen oder Körner aus biologisch-dynamischer Aufzucht.

▶ Geeignete Gefäße für die Aufzucht: Am besten sind hierfür normale Blumentöpfe.

▶ Etiketten: Damit beschriften Sie Ihre Töpfe, um den Überblick zu behalten.

▶ Erde: Niemals gekaufte Blumenerde verwenden, sondern ausschließlich Waldhumus

oder Erde vom eigenen Komposthaufen im Garten.

▶ Gießkanne: Eine normale Blumengießkanne reicht.

▶ Entchlortes Wasser: Regenwasser oder abgekochtes Wasser verwenden.

▶ Plastikfolie: Sie dient zum Abdecken der Keimlinge.

▶ Ort: ein sonniger Platz auf der Fensterbank ist ideal.

▶ Kalender: Er hilft, den besten Erntezeitpunkt zu finden.

So pflanzen Sie Weizengras an

Das richtige Saatgut

Verwenden Sie zur Keimung nur völlig unbehandelten Samen ohne chemische Rückstände. Sofern Sie keinen Lieferanten dieses Naturprodukts kennen, der sich auf pestizidfreie Ware spezialisiert hat, wählen Sie Produkte aus biologisch-dynamischem Anbau.

Auf dem Markt werden auch Körner mit der Bezeichnung »Qualitätssamen« angeboten: Solche Qualitätssamen wachsen mit chemischer Düngung auf und werden zusätzlich mit Insektiziden und Fungiziden (Antipilzmittel) präpariert, um Krankheiten und Ernteeinbußen zu vermeiden. Qualitätssamen sollten Sie auf keinen Fall zur Weizengrassaft-Gewinnung verwenden.

Verwerfen Sie auch die Idee, Weizenkörner, die zum Kochen oder Backen im Haushalt bestimmt sind, zur Saftgewinnung zu verwenden. Körner dieser Art sind meist gerissen oder gespalten – also tot – und können nicht mehr sprießen.

Im Anhang dieses Ratgebers (siehe Seite 95) finden Sie Adressen und Bezugsmöglichkeiten für gute Weizenkörner.

Wenn Sie einmal Saatgut von hoher Qualität gefunden haben, dann sollten Sie sich schnell einen Vorrat davon anlegen. Weizenkörner keimen auch noch nach jahrelanger Lagerung, sobald sie feucht werden.

Blumentöpfe oder Terrakottaschalen?

Natürlich können Sie in Reformhäusern ziemlich teure Terrakottaschalen und Töpfe für den Anbau der Weizenkeimlinge erwerben. Aber es geht auch billiger: Von Ihren alten Balkonkisten bis zu Blumentöpfen aller Art eignet sich fast jedes Blumengefäß als Anbaubehälter für Weizengrassamen.

▶ Gerade Blumentöpfe sind wegen ihrer Größe und Handlichkeit ideal für den Eigenanbau.

▶ Kleben Sie zudem noch kleine Datumsetiketten auf die Töpfe, dann gelingt Ihnen schon nach wenigen Wochen eine geregelte Aufzucht von Weizenkeimen.

▶ Ihre eigenen Kulturen wachsen so regelmäßig heran, dass Sie stets frischen Weizengrassaft herstellen können.

Die beste Erde kommt vom Kompost

Nachdem Sie nun geeigneten Samen und die richtigen Blumentöpfe haben, stellt sich die Frage nach der besten Erde für die Aufzucht Ihrer Weizengraskulturen.

▶ Gekaufte Blumenerde ist absolut untauglich, denn es handelt sich hierbei meist um sterilisierte Erde, also eine (fast) tote Masse. Dabei ist es gleichgültig, ob die Blumenerde im Supermarkt, im Blumenladen oder im Baumarkt angeboten wird.

▶ Vom nächstgelegenen Acker sollten Sie auch keine Erde holen, denn Ackererde ist wegen der intensiven Hochertragslandwirtschaft meist stark überdüngt und für biologische Aufzucht von Heilgräsern gänzlich ungeeignet.

▶ Am besten holen Sie sich für Ihre Blumentöpfe frischen, schwarzen Humus aus dem Wald.

▶ Falls Sie jedoch einen Garten mit Komposthaufen besitzen, dann haben Sie hier die ideale Bezugsquelle für die richtige Erde Ihrer Weizengraszucht.

Gekaufte Blumenerde ist meist sterilisiert und überdüngt. Deshalb eignet sich diese Erde nicht für die biologische Aufzucht von Heilpflanzen.

Die Weizenkörner anfeuchten

Zuerst sollten Sie die Körner zwölf Stunden vor dem Einpflanzen einweichen. Mischen Sie Ihre Körner mit der zweifachen Menge Wasser, also im Verhältnis zwei zu eins.

Entchlortes Wasser

Gebrauchen Sie nach Möglichkeit entchlortes Wasser. Falls Sie keine Möglichkeit haben, entchlortes Wasser zu kaufen (oft erhältlich in Drogerien und Apotheken), dann können Sie auch:

▶ Regenwasser sammeln

▶ Leitungswasser abkochen

Normales Trinkwasser verliert beim Abkochen einen Großteil seines Chlorgehalts. Vor der Verwendung müssen Sie das Wasser wieder auf Zimmertemperatur abkühlen lassen.

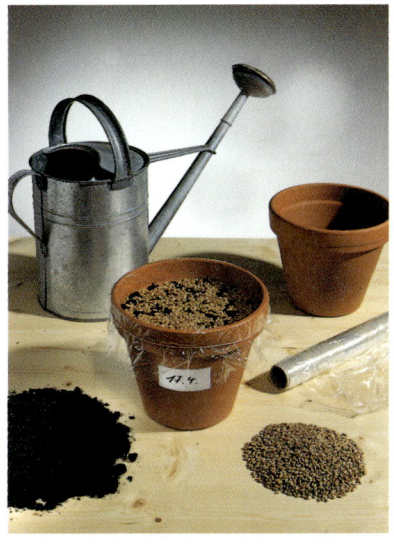 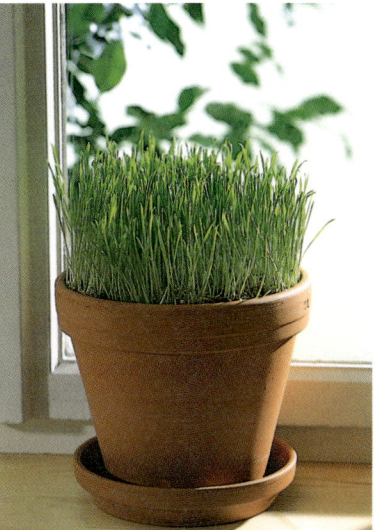

Achten Sie beim Anbau von Weizengras darauf, dass die Saat (links) mit genügend Sauerstoff versorgt wird und das Weizengras (rechts) genug Licht hat.

Wie Sie die Körner richtig setzen

▶ Bevor Sie Weizenkörner auf (nicht in) die Blumentopferde legen, muss die Erde im Pflanzgefäß mit einer Gießkanne gleichmäßig befeuchtet werden.

▶ Sie benötigen eine Mindesthöhe von drei Zentimeter Erde, damit die Körner genug Nährboden haben. Je höher die Erdschicht ist, desto mehr Nahrung kann der Keimling aufnehmen. Im Vergleich mit Terrakottagefäßen sind Blumentöpfe hier günstiger.

▶ Füllen Sie Ihre Blumentöpfe bis etwa zwei Zentimeter unter den Rand mit Erde.

▶ Platzieren Sie nun die Körner locker auf der angefeuchteten Erde, und decken Sie die Töpfe mit einer leichten Plastikfolie ab. Unter der Folie muss genug Luft für die Keimlinge zirkulieren können.

▶ Danach stellen Sie die Blumentöpfe bei einer Temperatur von etwa 20 °C drei Tage lang in die Dunkelheit.

▶ Am vierten Tag müssen Sie die Erde wieder befeuchten.

▶ Nun wird die Plastikfolie entfernt, und Sie können die Blumentöpfe ins Licht, am besten in die Sonne, stellen.

Sind Sie in der glücklichen Lage, einen eigenen Garten zu besitzen, dann können Sie Ihr Weizengras im eigenen Beet aussähen und nach ca. 30 Tagen (witterungsbedingt) am besten mit einer Schere ernten.

Der richtige Zeitpunkt der Ernte

Über den besten Erntezeitpunkt für Weizengras gehen die Meinungen auseinander: Die größte Erntemenge und die beste Erntequalität fallen hier nicht zusammen.

In diesem Ratgeber wurde dem Qualitätsanspruch des Weizengrases der Vorzug vor einer größeren Erntemenge gegeben.

Optimum nach neun Tagen

Die Ernte der Weizengräser sollte etwa zwischen dem neunten und zwölften (höchstens vierzehnten) Tag nach der Aussaat erfolgen. Qualität und Ertrag des Weizengrases erreichen in diesem Zeitraum ihr Optimum.

▶ Für Weizengrassaft mit maximaler Heilkraft und wirkungsvollsten Inhaltsstoffen ist die beste Zeit der Ernte der neunte Tag nach Aussaat. Die Gräser sind nun etwa zehn Zentimeter hoch.

▶ Wünschen Sie jedoch eine größere Erntemenge, dann empfiehlt es sich, die Gräser erst nach 12 bis 14 Tagen abzuschneiden. Nach dieser Zeit haben die Halme schließlich eine Größe von etwa 15 Zentimetern erreicht.

Beste Qualität und größte Erntemenge fallen nicht zusammen. Sie können Ihren optimalen Erntezeitpunkt ganz individuell wählen.

Vorsicht bei gelben Grasspitzen

Ernten Sie bitte nur einmal. Weizen wächst zwar schnell nach, aber für Heilzwecke ist der Zweitschnitt nicht geeignet. Beim Zweitschnitt fehlt die Vielfalt an Enzymen im Weizengras, die ausschließlich mit dem Keimen entsteht.

Verwenden Sie niemals Saft aus Weizenkeimlingen, deren Grasspitzen gelb gefärbt sind. Diese Verfärbung zeigt einen akuten Nährstoffmangel des Weizengrases an.

Besonders häufig treten Nährstoffmangelerscheinungen bei Kulturen aus Keramikkeimgeräten auf. Da hier die nährende Erdschicht völlig fehlt, sind die Keimlinge ganz allein auf ihre mitgebrachten Reserven angewiesen.

Vom Gras zum Saft

Wenn Sie guten Waldboden für die Aufzucht Ihres Weizengrases genommen haben, schmeckt Ihre Ernte süßlich herb und sehr angenehm. Das Gras erinnert an eine frisch gemähte Wiese.

Spezielle Entsafter – oder einfach essen?

Ihre Weizengräser gedeihen prächtig, und die erste Ernte steht bevor. Nun gilt es, aus den Gräsern den Weizengrassaft zu gewinnen.

▶ Verwenden Sie zur Saftgewinnung auf keinen Fall eines der küchenüblichen Mixgeräte. Die schnell drehenden Messer des Gerätes lassen das wertvolle Chlorophyll des Grases oxidieren. Oxidiertes Chlorophyll besitzt keine Heilwirkung mehr.

▶ In vielen Reformläden gibt es spezielle Weizengrasentsafter. Solch ein Gerät ist ideal, da Sie es auch für die Saftgewinnung aus anderen Körnern nützen können, z. B. für Dinkelsaft. In manchen Haushalten ist ein solcher Weizengrasentsafter inzwischen zu einem der wichtigsten Geräte geworden.

▶ Falls Sie Weizengrassaft nicht für gezielte gesundheitliche Kuren, sondern vornehmlich als gesunde Nahrung zu sich nehmen, ist es am einfachsten und am besten, wenn Sie das Gras einfach gut kauen und den ausgekauten Saft schlucken. Die harten und wegen der Zellulose unverdaulichen Grasfasern spucken Sie einfach aus.

Speziell entwickelte Weizengrasentsafter pressen das Weizengras und trennen Saft und unverdauliche Zellulose. 100 Gramm Weizengras ergeben ca. 90 Milliliter Weizengrassaft.

Nur frischer Saft wirkt

So heilsam und gesundheitsfördernd Weizengrassaft auch ist – die Heilwirkung ist allein im absolut frisch gewonnenen Saft enthalten, wenn er umgehend getrunken oder als Zusatz zu synergetischen Pflanzenauszügen benutzt wird.

Hierdurch wird für sämtliche Rezepturen folgende Reihenfolge notwendig:

▶ Stellen Sie immer erst alle anderen Inhaltsstoffe her.
▶ Geben Sie erst ganz zum Schluss der Rezeptur den Weizengrassaft hinzu.

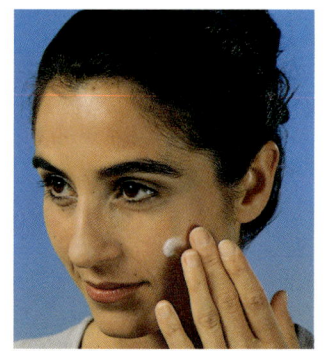

*Eine Kur mit Weizengras-
saft stärkt Körper, Geist
und Seele.*

Weizengrassaft entgiftet
den Körper rapide. Bei
sehr hohen Giftaus-
scheidungen kann es daher
zu Unwohlsein kommen.
Beginnen Sie deshalb jede
Einnahme von Weizen-
grassaft behutsam.

Die Weizengrassaft-Therapie

Ihre persönliche Entgiftungskur

Schon die alten Kelten gebrauchten Weizengrassaft auf ihren Kriegszügen – auch Sie können mit diesem wirkungsstarken und natürlichen Heilmittel zur korperlichen und psychischen Höchstform auflaufen. Bewährt hat sich folgende Dosierung:

▶ Beginnen Sie mit ein bis zwei Esslöffel Weizengrassaft pro Tag.

▶ Bereits nach einer Woche haben Sie sich an den Geschmack gewöhnt und können jetzt langsam bis auf 200 Milliliter steigern.

Massive Blutreinigung

Vermutlich werden Sie sich anfangs etwas unwohl fühlen. Die Ursache für Ihr Unwohlsein liegt in der Blutreinigung. Purer Weizengrassaft wirkt als massive Entgiftung Ihres Körpers. Sobald Sie Weizengrassaft trinken, werden die Giftstoffe aus Ihrem Körper ausgeschwemmt und gelangen in hohen Mengen zu Gallenblase, Leber und zu den Nieren. Bei großen Giftmengen kann es anfangs zu einer Überlastung der Entgiftungsorgane und zu Unwohlsein kommen.

▶ Um das Unwohlsein zu mindern, sollten Sie die Einnahme von Weizengrassaft nur langsam steigern, damit die Entgiftungsorgane nicht oder nur geringfügig überlastet werden.

▶ Bei den Rezepturen der Weizengrassaft-Therapie in diesem Ratgeber tritt das anfängliche Unwohlsein nicht auf, da hier nicht die Entgiftung des Organismus im Vordergrund steht, sondern die synergetische Heilwirkung des Weizengrassaftes mit anderen pflanzlichen Stoffen.

▶ Fragen Sie jedoch bei allen Zweifeln, Unsicherheiten und unerwarteten Reaktionen Ihres Organismus Ihren Arzt!

Wie die Weizengrassaft-Therapie wirkt

Die heilende Wirkung der Weizengrassaft-Therapie basiert auf den Inhaltsstoffen des Getreidesaftes in Zusammenwirkung mit anderen Pflanzenbestandteilen. Das Zusammenwirken dieser Bestandteile bezeichnet man als Phytosynergie. Jede Pflanzenfamilie besitzt ihre eigenen Phytosynergien.

Medizinisches Wissen alter Völker ...

Aus dem medizinischen Wissen früherer Völker (Ethnomedizin) sind zahlreiche Behandlungsvorschläge mit Weizengrassaft schriftlich erhalten oder mündlich überliefert.

▶ Von den keltischen Druiden gibt es mündliche Überlieferungen ihrer Weizengrassaft-Therapie vor und während ihrer Kriegszüge.

▶ Die schriftlichen Dokumente der alten chinesischen Medizin sind für heutige Ansprüche zu unverbindlich und allgemein gehalten.

▶ Dogmatische Behandlungsregeln, wie sie vom Stamm der Essener überliefert sind, werden heute von den meisten Ärzten abgelehnt, denn Medizin sollte dem Menschen wirksam helfen und nicht in Glaubenssätze ausarten.

▶ Sehr hilfreich für uns heute sind die Aufzeichnungen der Mayas auf der Halbinsel Yukatan und die Weizengrassaft-Therapien einiger Indianerstämme aus dem Süden Nordamerikas sowie der Karibenindianer auf Dominica.

Phytosynergien bezeichnen das heilende Zusammenwirken mehrerer Pflanzen oder Pflanzenbestandteile (Phyto = Pflanze).

... wird wissenschaftlich gesichert

Die Rezepturen der Mayas werden inzwischen immer häufiger in Naturheilkliniken eingesetzt, da es wissenschaftlich gesicherte Erkenntnisse über ihre Wirkung gibt.

Viele Rezepturen in diesem Ratgeber stammen von den Überlieferungen der Mayas und der Indianer. Häufig stimmen diese mittelamerikanischen Therapievorschläge überraschend genau mit den Rezepturen der keltischen Druiden überein.

Schnelle Wundheilung

Die Weizengrassaft-Rezepturen für Haut- und Wundbehandlung in diesem Ratgeber gehen mehrheitlich auf das Wissen der keltischen Druiden zurück, denn diese waren wahre Meister in der wirksamen Wundbehandlung.

Die überlegene Wundheilungskraft des Weizengrassaftes wurde durch klinische Tests eindrucksvoll bewiesen: Mit Weizengrassaft behandelte Wunden heilen in nur drei Viertel der Zeit, die ohne dieses helfende Körnerelixier benötigt würde.

Gerade in der heutigen Zeit, wo der schnelle Griff zum Breitbandantibiotikum gang und gäbe ist, ist es wichtig, sich an alte Naturheilmittel zu erinnern: Vor Tausenden von Jahren besaßen die Medizinmänner der Kelten weitaus wirksamere Heilrezepte, als der heutigen Schulmedizin zur Verfügung stehen. Fast alle Naturvölker hatten bei der Wundbehandlung eine höhere Erfolgsquote, als man heute hat.

> Natur statt Chemie: Mit Weizengrassaft können Sie bei Wunden oftmals den Einsatz von Antibiotika vermeiden.

Die Weizengrassaft-Therapie

Die Therapie mit Weizengrassaft bietet eine Vielzahl von Gesundheitsaspekten.

▶ Blutreinigung: Weizengrassaft reinigt massiv das Blut. Durch den hohen Giftanfall bei den Entgiftungsorganen (z. B. Leber) kann es zu anfänglichem Unwohlsein kommen.

▶ Phytosynergien: Die gesamten Bestandteile des Weizenkeims verstärken ihre gesundheitsfördernden Wirkungen miteinander. Dies nennt man Phytosynergie (Phyto = Pflanze).

▶ Wundheilung: Mit der Weizengrassaft-Therapie heilen Wunden in nur drei Viertel der normal benötigten Zeit.

▶ Stärkung der Immunabwehr: Weizengrassaft kräftigt die körpereigenen Abwehrkräfte und schafft so die Möglichkeit, Infektionen vorzubeugen.

▶ Diät: Weizengrassaft eignet sich für gesunde Diäten.

▶ Das Heilwissen alter Völker wurde wieder entdeckt und kommt wissenschaftlich abgesichert in naturkundlichen Kliniken zum Einsatz.

Stärkung der Immunabwehr

Weizengrassaft – beispielsweise in Verbindung mit Grapefruitkernöl – könnte helfen, die millionenfach in deutschen Kliniken auftretenden Infektionen einzudämmen. Jeder dritte Sterbefall in deutschen Krankenhäusern ist auf eine Infektion zurückzuführen, die sich der Patient erst im Krankenhaus holte.

Um diese Krankenhausinfektionen wirksam einzudämmen, bedarf es einer wesentlichen Steigerung der körpereigenen Abwehrkräfte – des menschlichen Immunsystems. Das Immunsystem ist theoretisch in der Lage, jeden Erreger und jede Infektion erfolgreich zu bekämpfen, vorausgesetzt, es ist in seiner Höchstform und nicht durch andere Erreger belastet. Weizengrassaft ist nun das ideale Mittel, um die Immunabwehr der Patienten zu stärken und zu unterstützen. Dadurch lassen sich mögliche Infektionen einschränken – und dies auf natürliche, sanfte und wirkungsvolle Weise, völlig frei von unerwünschten Nebenwirkungen.

Eine neue »Antikrebsnahrung«?

In einigen Krebskliniken an US-Universitäten wird seit etwa acht Jahren beobachtet, dass Chlorophyll, das mit 70 Prozent Mengenanteil im Weizengrassaft vorhanden ist, das Stoffwechselgeschehen von Krebserregern unterbindet.

Es ist noch viel zu früh, um Weizengrassaft als heilende Antikrebsnahrung zu bezeichnen. Auf jeden Fall aber sorgt Weizengrassaft für ein ausgeglichenes Säuren-Basen-Verhältnis im menschlichen Blut – und das Blut von Krebskranken ist immer viel zu sauer.

Diät und Genuss

Auf jeden Fall bietet die Weizengrasdiät einen ganz besonderen Gaumengenuss. Mit Weizengrassaft lassen sich ausgezeichnete Spezialitäten herstellen. Wo auf der Welt gibt es heute noch ein Heilmittel, das gleichzeitig eine kulinarische Köstlichkeit darstellt?

Ihr körpereigenes Abwehrsystem ist am besten in der Lage, mit Erregern aller Art fertig zu werden. Dazu muss es aber gesund und stark sein. Mit Weizengrassaft geben Sie Ihrer Immunabwehr wahres »Kraftfutter«.

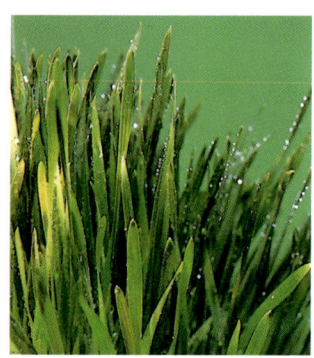

Die natürliche Heilkraft des Weizengrases nutzen.

Weizengrassaft – Rezepturen von A bis Z

Abszesse

Kurzdefinition

Unter Abszessen versteht man eine Eiteransammlung in entzündetem Gewebe. Abszesse werden durch Streptokokken, Staphylokokken oder durch andere Keime verursacht.

Die Eiterentfernung eines Abszesses sollte ausschließlich ein Arzt vornehmen. Bitte nicht selbst versuchen!

Rezeptur und Therapievorschlag

Regelmäßig Weizengrassaft zu trinken ist eine wirksame Prophylaxe gegen Abszesse.

▶ Zubereitung: 5 Milliliter Wintergreenöl, 5 Milliliter Propolis und 20 Milliliter Weizengrassaft mischen und davon jeweils 20 Tropfen 3-mal täglich in den geöffneten Abszess geben. Diese Rezeptur beschleunigt den Heilungsprozess enorm.

Akne

Akne – oftmals der schlimmste Feind der Liebe bei Jugendlichen. Nach langen Experimenten mit scharfen Lösungen und kratzenden Mittelchen könnten Sie einmal den natürlichen Weg mit Weizengrassaft ausprobieren.

Kurzdefinition

Akne entsteht durch Änderungen im Hormonhaushalt und durch Stoffwechselstörungen. Symptome von Akne sind Pickel, Knoten und Mitesser. Akne tritt meist während der Pubertät auf und ist eine der am häufigsten verbreiteten Hautkrankheiten.

Nicht Akne selbst, sondern die Produkte gegen Akne sind das gesundheitliche Problem. In sehr vielen Aknemitteln ist der Wirkstoff Benzoylperoxid in einer Konzentration von 2,5 bis 10 Prozent enthalten. Schon 1990 wies Professor Henschler aus Würzburg die kanzerogene Wirkung von Benzoylperoxid nach. Bis heute reagierte die Kosmetikindustrie noch nicht. Akne kann niemals so schlimm sein, dass der Einsatz von Krebs erzeugenden Mitteln gerechtfertigt wäre.

Rezeptur und Therapievorschlag

Mit nachfolgender Lotion aus Weizengrassaft und ätherischen Ölen bekämpfen Sie nicht nur Akne, sondern auch Pickel und Hautunreinheiten aller Art. Diese Lotion ist preisgünstiger als Fertigfabrikate und keinesfalls Krebs erzeugend.

▶ Zubereitung: 300 Milliliter Weizengrassaft, 10 Milliliter Teebaumöl, 2 Milliliter Bay, 6 Milliliter Schafgarbe, 3 Milliliter Tolu, 4 Milliliter Wacholder, 5 Milliliter Palmarosa, 5 Milliliter Kampfer, 3 Milliliter Petitgrainöl. Zutaten in dieser Reihenfolge mischen, 5 Milliliter Lösungsvermittler L 41 hinzufügen. 5 Minuten lang schütteln.

Allergien

Kurzdefinition

Allergien sind überempfindliche Reaktionen des Organismus auf bestimmte Substanzen (Allergene). Dies können beispielsweise Blütenstaub (Pollen), Nahrungsmittel, Medikamente, Staub, chemische Substanzen sein. Auch psychische Ursachen können Allergien auslösen. Die häufigsten Allergien sind Heuschnupfen, Nesselfieber, Ekzem und Asthma. Die Neigung zu Allergien kann angeboren sein oder im späteren Leben erworben werden. Die genauen Zusammenhänge bei der Entstehung von Allergien sind noch nicht restlos erforscht. Zweifelsfrei erwiesen ist allerdings der rasante Anstieg der Allergien – ganz offensichtlich durch die Umweltbedingungen.

Die Zahl der Allergien steigt rasant an. Zweifellos spielen dabei die zunehmende Umweltverschmutzung und der Stress eine Rolle. Die Suche nach den individuellen Ursachen der Allergie ist oft langwierig.

Lösungsvermittler L 41 ist pflanzlicher Herkunft. Er wird vorwiegend als Emulgator eingesetzt, um wasserunlösliche mit wasserlöslichen Flüssigkeiten zu homogenisieren.

Rezeptur und Therapievorschlag

Um die Allergieanfälligkeit zu senken, empfiehlt es sich, täglich eine Mischung aus 100 Milliliter Weizengrassaft und 30 Milliliter Dinkelsaft zu trinken. Dinkelsaft wird wie Weizengrassaft hergestellt.

Bei bereits bestehenden Allergien und zur schnelleren Überwindung akuter Allergieschübe empfiehlt es sich, diesem Drink täglich zehn Tropfen Grapefruitkernöl zuzufügen.

Machen Sie es wie die Indianer auf Yucatan: Mit Weizengrassaft und Grapefruitkernöl vermeiden Sie Infektionen und Allergien.

Anämie (Blutarmut)

Kurzdefinition

Unter Anämie (Blutarmut) versteht man die krankhafte Verminderung der roten Blutkörperchen oder des Blutfarbstoffs (Hämoglobin). Es gibt mehr als 100 verschiedene Formen von Anämie. Schon wegen der vielfältigen Krankheitsformen ist stets die ärztliche Abklärung der Ursache einer Anämie erforderlich, bevor behandelt werden kann. Lassen Sie sich bei Verdacht auf Blutarmut unbedingt ärztlich untersuchen!

Die häufigste Art der Blutarmut ist die Eisenmangelanämie, die meist durch zu geringe Mengen an Eisen im Körper entsteht. Die erworbenen Formen der Anämie sind entweder immunbiologisch (durch Bildung von Antikörpern gegen die eigenen roten Blutkörperchen) verursacht oder toxisch (durch starke Vergiftungen oder entsprechende Medikamente) bedingt. Die gefährlichste Form der Blutarmut beruht auf einem Mangel von Vitamin B12 oder von Folsäure.

Rezeptur und Therapievorschlag

Mit der Einnahme von 250 Milliliter Weizengrassaft täglich können Sie ohne irgendwelche Nebenwirkungen ganz gezielt einer Anämie vorbeugen oder sie möglicherweise besiegen. In den USA gibt es Kliniken, die mit dieser Dosierung von Weizengrassaft sogar Blutkrebs in Schach halten.

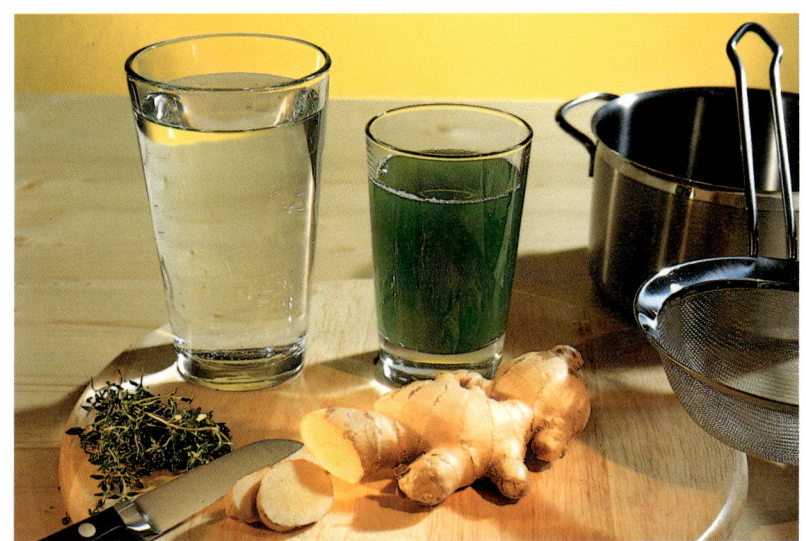

Ein hochwirksames Heilmittel gegen Angina Plaut-Vincent lässt sich aus Ingwerwurzel, frischem Thymian, Weizengrassaft und Wasser selbst herstellen.

Angina Plaut-Vincent

Kurzdefinition

Hierunter versteht man die Erkrankung des Rachenringes, besonders der Gaumenmandeln, wenn diese mit einer (meist einseitigen) Geschwürbildung verbunden ist. Erwiesene Verursacher dieser Erkrankung sind Bakterien und Treponemen (besondere Form von Bakterien).

Rezeptur und Therapievorschlag

▶ Zubereitung: Kochen Sie zunächst eine ganze Ingwerwurzel, mindestens jedoch 50 Gramm, mit 20 Gramm gehäckseltem Thymian in 1/2 Liter Wasser langsam aus, bis die Flüssigkeit auf die Hälfte ihres Volumens reduziert ist. Dann streichen Sie die Flüssigkeit durch ein Sieb und lassen alles über Nacht erkalten. Am nächsten Tag fügen Sie dem Sudkonzentrat 200 Milliliter Weizengrassaft hinzu. Die Flüssigkeit bis auf etwa 35 °C erwärmen und alle 30 Minuten damit ausdauernd gurgeln, mindestens 2 Minuten lang.

Unterschätzen Sie Angina nicht: Manche Infektion kann sogar lebensbedrohlich sein.

Arteriosklerose

Kurzdefinition

Bei dieser Gefäßerkrankung werden Cholesterin, Lipoide und Kalksalze in die Wände der Arterien eingelagert. Die Schulmedizin hat bisher noch keine befriedigende Erklärung, warum der Körper überhaupt Kalk in den Blutgefäßen ablagert. Aus Sicht der Schulmedizin handelt es sich hierbei um einen Prozess, der u. a. durch falsche Ernährung, Bewegungsmangel und Stoffwechselerkrankung mit verursacht wird. Karibische Heilkundige sehen die Ursachen der Arteriosklerose völlig anders: Nach ihren Kenntnissen ist die Kalkablagerung in den Blutgefäßen ausschließlich die Reaktion des Körpers auf dickflüssiges und extrem saures Blut. Der Organismus versucht, mit Kalk die Säure im Blut zu neutralisieren.

Rezeptur und Therapievorschlag

250 Milliliter Weizengrassaft täglich verhindern Kalkablagerungen in den Blutgefäßen, da durch den Weizengrassaft Säure abgebaut wird. Fügt man dem frisch gepressten Weizengrassaft noch 15 Milliliter Knoblauchsaft und 3 Milliliter Rosmarinöl zu, dann kann die Kalkablagerung in den Gefäßen nicht nur verhindert, sondern größtenteils auch langfristig rückgängig gemacht werden.

Weizengrassaft baut Säure im Blut ab. Dadurch kann Arteriosklerose (Gefäßverkalkung) gelindert oder verhindert werden.

Asthma

Kurzdefinition

Mit Asthma bezeichnet man eine anfallsweise auftretende, hochgradige Behinderung der Atmung. Bronchialasthma wird durch Infektionen oder Allergene in den Atemwegen ausgelöst, Herzasthma ist u. a. die Folge von Herzfehlern. Beide Asthmaformen können jedoch auch durch psychische Leiden verursacht werden.

Der Grad der asthmatischen Erkrankung wird definiert durch:

▶ Krampfzustand des Bronchiensystems bei Bronchialasthma
▶ Stauung des Blutes in der Lunge bei Herzasthma

Weizengrassaft ist ein ideales Heilmittel, um den Verlauf von Asthma positiv zu beeinflussen.

Rezeptur und Therapievorschlag

▶ Zubereitung: Kochen Sie 10 Gramm Anissamen, 15 Gramm Lavendelblüten, 20 Gramm Minzblätter und 20 Gramm Salbeiblätter in 200 Milliliter Wasser so lange im verschlossenen Topf, bis die Flüssigkeit auf die Hälfte reduziert ist. Geben Sie den Sud durch ein Sieb. Vermischen Sie die Flüssigkeit mit der gleichen Menge frisch gepressten Weizengrassaftes. Diese Rezeptur ist gut geeignet, akute Asthmaanfälle zu lindern.

Blähungen

Kurzdefinition

Die meisten Blähungen sind als ganz normale physiologische (körperliche) Vorgänge einzustufen. Blähungen werden meist von blähenden Speisen hervorgerufen, z. B. von Erbsensuppe.

Besonders blähungsfördernde Nahrungsmittel sind außerdem: Bohnen, Gerstenkleie, Hafermehl, Hülsenfrüchte, Karotten, Radieschen, Rettich, Rosenkohl, Rote Bete, Schwarzwurzel, Sellerie und Zwiebeln. Aber manche Blähungen können auch Symptome eines Reizkolons sein – einer funktionellen Erkrankung des Dickdarms.

Rezeptur und Therapievorschlag

Bei regelmäßigem Konsum von Weizengrassaft sind Blähungen so gut wie ausgeschlossen. Mit Obst, Naturreis, Soja- und Weizenmehlprodukten können Sie ebenfalls Blähungen vermindern.

Ist der Darm stark mit Gas angefüllt, kann er das Zwerchfell nach oben drücken: Im eingeengten Brustraum haben Lunge und Herz nicht mehr genügend Platz. Es kommt zu Atemnot und Herzbeschwerden. Ein Grund mehr, mit Weizengrassaft Blähungen zu vermeiden.

Blutreinigung

Kurzdefinition

Weizengrassaft reinigt und entgiftet das Blut auf rasche und effektive Weise. So steigern Sie Ihre Fitness und vermindern giftige Ablagerungen im Organismus.

Unter Blutreinigung versteht man in der Medizin die Entfernung von Gift- und Schadstoffen aus dem Blut auf mechanische Art (mit Filtern) oder im katalytischen Prozess (mit Katalysatoren = chemischen Reaktionsauslösern). Die natürliche Blutreinigung ist einer der Hauptanwendungsbereiche des Weizengrassaftes.

Rezeptur und Therapievorschlag

Wegen des guten Geschmacks ist dieses Rezept besonders beliebt.
▶ Zubereitung: Mixen Sie 200 Milliliter Weizengrassaft mit 200 Milliliter Fenchelsaft, und trinken Sie davon 4-mal täglich je 50 Milliliter. Diese Mixtur ist auch für eine Daueranwendung sehr gut geeignet.

Blutungen

Kurzdefinition

Zu Blutungen kommt es immer dann, wenn eine Gefäßwand durch Verletzungen, Entzündungen, degenerative Erkrankungen oder auf andere Weise beschädigt oder zerstört wird. Besonders innere Blutungen können sehr gefährlich werden.

Rezeptur und Therapievorschlag

▶ Zubereitung: In 1 Liter Wasser werden 30 Gramm Weihrauch, 10 Gramm Zimtstange und 20 Gramm Rosenblätter so lange gekocht, bis sich die Flüssigkeit auf 100 Milliliter reduziert hat. Die Flüssigkeit wird durch ein Sieb gegeben und mit 100 Milliliter Weizengrassaft gemischt. Diese Menge muss der Patient 2-mal pro Tag zu sich nehmen. Behandlungsdauer: mindestens 4 Wochen.

Hilfe für Unfallopfer

Diese Rezeptur ist eine alte Druidenmethode. Sie wurde in den letzten Jahren versuchsweise in New Orleans bei Verkehrsopfern eingesetzt, bei denen man innerliche Verletzungen vermutete. Der Erfolg war verblüffend gut, wie durch Röntgenaufnahmen einwandfrei bewiesen werden konnte. In Puerto Plata setzt man diese Rezeptur neuerdings auch bei Blutern ein, um deren Adern widerstandsfähiger zu machen.

Bronchitis

Kurzdefinition

Bei Bronchitis oder beim Bronchialkatarrh handelt es sich um eine Entzündung der Bronchialschleimhaut, verursacht in den meisten Fällen durch eine vom Nasen-Rachen-Raum auf die Bronchien übergreifende Virusinfektion. Manchmal entsteht die Bronchitis auch einfach durch das Einatmen von schleimhautreizenden Gasen, Rauch oder Staub über lange Zeit hinweg, z. B. bei Bergleuten. Merkmal akuter Bronchitis ist häufiges Husten, das sich nachts stärker entwickelt als am Tag. Weitere mögliche Symptome können Brustschmerzen, Fieber und Atembeschwerden sein.

In manchen Berufen arbeiten die Menschen regelmäßig in Staub und Dreck, z. B. im Bergbau. Mit Weizengrassaft können Sie dem berufsbedingten Risiko einer Bronchitis vorbeugen.

Rezeptur und Therapievorschlag

Gegen Bronchitis hilft folgende lang erprobte Rezeptur bei vielen Menschen.

▶ Zubereitung: 30 Gramm frische Basilikumblätter, 10 Gramm Fichtennadeln, 40 Gramm Knoblauch und 20 Gramm Minzblätter werden mit 200 Milliliter Wasser in einem geschlossenen Topf so lange auf kleiner Flamme gekocht, bis die Flüssigkeit auf die Hälfte reduziert ist. Den Sud durch ein Sieb geben und über Nacht stehen lassen. Am nächsten Tag 100 Milliliter Weizengrassaft hinzufügen und innerhalb 1 Stunde trinken.

Cholera

Kurzdefinition

Die Infektionskrankheit Cholera wird durch Choleravibrionen (Stäbchenbakterien) ausgelöst, die meist mit verunreinigtem Trinkwasser oder mit verseuchten Nahrungsmitteln aufgenommen werden.

In schweren Fällen äußert sich die Cholera nicht nur durch den bekannten Durchfall, sondern auch durch ständiges Erbrechen und Bauchkrämpfe. Bei massiven Choleraanfällen kann es sogar zur Bewusstlosigkeit kommen.

Die Cholera verursacht einen lebensgefährlichen Verlust von Körperflüssigkeit und Mineralien. Durch seinen hohen Vitamin- und Mineralienanteil eignet sich Weizengrassaft in choleragefährdeten Gegenden hervorragend zum Ausgleich der verlorenen lebensnotwendigen Mineralstoffe. Somit verliert die Cholera einen Teil ihrer lebensbedrohlichen Gefahr.

> Mit Cholera infizieren sich viele Reisende durch verunreinigtes Trinkwasser. Die größte Gefahr bei dieser Krankheit ist der dramatische Flüssigkeitsverlust des Körpers.

Rezeptur und Therapievorschlag

Die nachfolgende Behandlungsrezeptur ist jahrelang auf Wirksamkeit und Verträglichkeit erprobt worden.

▶ Zubereitung: Auf 200 Milliliter Weizengrassaft kommen 6 Milliliter Teebaumöl, 6 Milliliter Grapefruitkernöl, 10 Milliliter Aloe vera und 4 Milliliter Propolis. Vermischen Sie alle hier genannten Zutaten miteinander.

Sie können diese Tagesdosis nach Belieben über den Tag verteilen. Am wirksamsten ist es jedoch, wenn Sie den Trunk noch vor dem Frühstück insgesamt zu sich zu nehmen. Diese Rezeptur wirkt nicht nur gegen akute Choleraanfälle, sondern sie beugt auch einer Cholera vor.

Wenn Sie Urlaub in choleragefährdeten Regionen machen, dann bietet diese Weizengrassaft-Rezeptur guten Schutz. Das Problem ist allerdings, wie und wo Sie die hierfür benötigten Zutaten erhalten. Vielleicht finden Sie in Ihrem Urlaubsort einen Naturkostladen. Auch Supermärkte bieten heute schon Abteilungen für »natural food«.

Cholesterinspiegel

Kurzdefinition

Cholesterin ist eine fettähnliche Substanz; chemisch gesehen ein ungesättigter, einwertiger, sekundärer Alkohol, der in fast allen Körperzellen und im Blut vorhanden ist. Cholesterin wird für den Transport der Fettsäuren im Körper benötigt. Ein zu hoher Cholesterinspiegel wird für eine Reihe von Stoffwechselstörungen und für Arteriosklerose verantwortlich gemacht.

Rezeptur und Therapievorschlag

▶ Zubereitung: Pressen Sie 400 Gramm frischen Knoblauch aus. Vermischen Sie den Knoblauchsaft mit 100 Milliliter Artischockensaft (selbst hergestellt oder aus der Apotheke). Von dieser Mixtur geben Sie 3-mal täglich 4 Milliliter auf 50 Milliliter Weizengrassaft. Hohe Cholesterinspiegel sind meist nur sehr langsam zu senken. Deswegen müssen Sie diese Kur mindestens 1 Monat lang durchhalten.

Nur 15 Prozent des Cholesterins im Körper kommt aus der Nahrung. Die restlichen 85 Prozent stellt die Leber her – vorausgesetzt, sie ist gesund. Mit dem regelmäßigen Genuss von Weizengrassaft können Sie Ihre Leber unterstützen und Lebererkrankungen vorbeugen.

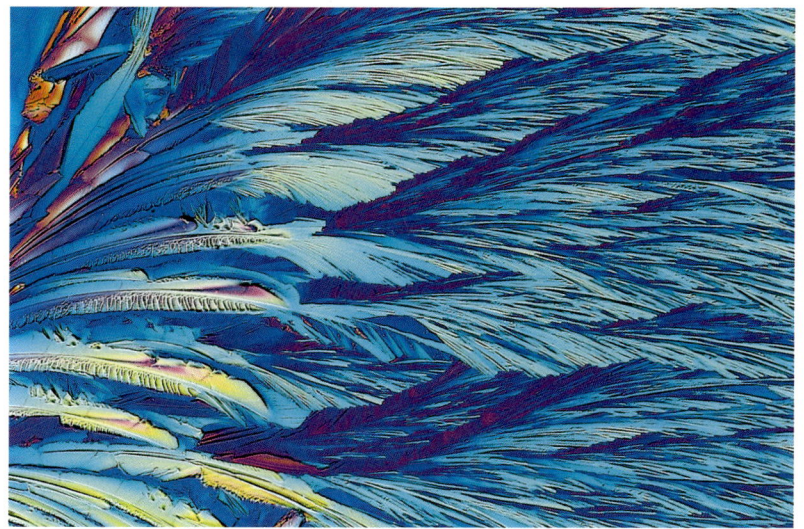

Der Makrofilm zeigt die Struktur des Cholesterins. Es wird in den Nebennieren produziert und bildet schädliche Ablagerungen, die u.a. zu Arterienverkalkung und Gallensteinen führen können.

Cholezystitis (Gallenblasenentzündung)

Kurzdefinition

Gallenblasenentzündungen werden u. a. durch Gallensteine hervorgerufen und begünstigt. Eine Entzündung der Gallenblase greift schnell auf die Gallengänge, den Zwölffingerdarm und den Magen über. Gallenblasenentzündungen bedürfen immer der fachärztlichen Versorgung. Sie sollten jedoch bei Ihrer Ernährung darauf achten, dass Sie nur Lebensmittel zu sich nehmen, die nicht steinbildend sind.

Rezeptur und Therapievorschlag

▶ Zubereitung: Kochen Sie 40 Gramm Rosmarinzweige in 300 Milliliter Wasser auf kleiner Flamme so lange im verschlossenen Topf, bis die Flüssigkeit auf die Hälfte reduziert ist. Dann durch ein Sieb geben. Fügen Sie 100 Milliliter echtes Rosenwasser hinzu, und kochen Sie die gesamte Mischung nochmals um ungefähr die Hälfte ein.

Den nun entstandenen Sud mischen Sie mit 100 Milliliter frischem Weizengrassaft. Diese Menge benötigen Sie täglich zur Bekämpfung einer Gallenblasenentzündung.

Im Darm sammeln sich oftmals giftige Schlacken an. Mit einer Weizengrassaft-Kur sanieren Sie Ihren Darm und die Darmflora von Grund auf.

Darmbeschwerden

Kurzdefinition

Darmbeschwerden haben keineswegs nur organische Ursachen, sondern sind oft nervösen Ursprungs. Die Beschwerden reichen von heftigen Durchfällen bis zu hartnäckigen Verstopfungen – meist von starken Schmerzen begleitet.

Darmbeschwerden schwächen den gesamten Organismus und gleichzeitig das Immunsystem. Radikale Diäten und Kuren zur Bekämpfung von Darmpilzen werden von vielen erfahrenen Wissenschaftlern als fragwürdige Geschäftemacherei abgetan.

Darmpilze natürlich vermeiden

Wenn Sie Darmpilze sicher vermeiden wollen, dann bietet der regelmäßige Konsum von frischem Weizengrassaft hierzu die besten Voraussetzungen.

Wenn Sie den Pilz Candida albicans jedoch bereits haben, dann können Sie ihn mit dem Heilmittel Weizengrassaft auch wieder loswerden. Hierzu brauchen Sie keinerlei teure Diäten zu kaufen. Sie benötigen dann auch keine der sogenannten Kolonbehandlungen, auch wenn man Ihnen erzählt, eine regelmäßige »Darmsanierung« sei für die Gesundheit unerlässlich.

»Der Tod sitzt im Darm«

Das beliebteste Motto der Geschäftemacher zu diesem Thema lautet: Der Tod sitzt im Darm. Leider hat diese Aussage ihre Berechtigung – die Mehrheit der Bevölkerung leidet an Darmträgheit.

Darmträgheit löst zahlreiche äußerst unangenehme Beschwerden aus. Dazu gehören vor allem:

▶ Hämorrhoiden
▶ Kopfschmerzen
▶ Mattigkeit
▶ Herzbeschwerden
▶ Depressionen
▶ Darmblutungen

Selbstvergiftung

Ursache der Darmträgheit ist ballaststoffarme und nahezu enzymfreie Nahrung. Die fast »toten« Nahrungsbestandteile setzen sich in den Darmwänden und Darmnischen (den sogenannten Darmzotten) als verhärteter Stuhl fest. In schlimmen Fällen gären diese Nahrungsreste jahrelang vor sich hin. Die dabei entstehenden Gifte wandern durch die Darmwände ins Blut. Es kommt zur massiven Selbstvergiftung des Organismus.

Volkskrankheit Darmträgheit: Mit Abführmitteln geraten Sie in einen Teufelskreis, denn der Darm wird immer träger, je öfter Sie zur Tablette greifen. Mit Weizengrassaft dagegen lösen sich die Probleme auf ganz einfache und natürliche Weise.

Rezeptur zur Dickdarmreinigung

Darmprobleme können Sie vermeiden, wenn Sie Ihren Dickdarm mit Hilfe eines Einlaufgerätes oder Klistiers regelmäßig reinigen. (Beide Geräte erhalten Sie preisgünstig in Ihrer Apotheke.) Eine solche Dickdarmreinigung sollten Sie wenigstens zweimal monatlich durchführen. Dabei flößen Sie eine Mixtur aus 200 Milliliter Weizengrassaft, 200 Milliliter Kamillentee, 200 Milliliter Artischockensaft und 2 Milliliter Lavendelöl in den After ein. Nach etwa 30 Minuten wird diese Flüssigkeit auf der Toilette wieder ausgeschieden.

Fastenkuren nur kontrolliert durchführen

In alternativen Kreisen sind Fastenkuren große Mode geworden. Grundsätzlich sind Fastenkuren zu bejahen, denn sie dienen der Gesundheit. Sie sollten jedoch ausschließlich unter Aufsicht eines erfahrenen Arztes oder Heilpraktikers fasten, da durch Fastenkuren auch Erkrankungen erst ausbrechen können. Die weitere Gefahr von Fastenkuren ist die Eigenvergiftung. Da der Körper während der Fastenzeit nur noch die Giftstoffe aus den Darmablagerungen verarbeitet, ist eine Reinigung des Dickdarms unabdingbar. Fastenkuren ohne tägliche Darmreinigung sind gefährlicher Unsinn.

Hat Ihr Hund Würmer? Dann können Sie ihn mit Weizengrassaft schonend und natürlich davon befreien.

Rezeptur gegen Würmer

Sollten sich im Darm Würmer befinden oder Gefahr von Wurmbefall bestehen, dann hilft folgender Trunk.
▶ Zubereitung: Kochen Sie in 1 Liter Wasser 10 Gramm Bohnenkraut, 5 Gramm Kümmel, 5 Gramm Melisse, 50 Gramm Thymian, 60 Wacholderbeeren, 20 Gramm Ysop auf kleiner Flamme im abgedeckten Topf, bis die Flüssigkeit auf die Hälfte reduziert ist. Geben Sie alles durch ein Sieb, und mischen Sie den Sud mit 200 Milliliter frisch gepresstem Weizengrassaft. Dies ist Ihre Tagesration bei Wurmbefall im Darm. Diese Rezeptur hilft nicht nur Menschen, sondern eignet sich auch für Hunde mit Wurmbefall.

Depressionen

Kurzdefinition

Symptome sind Niedergeschlagenheit, Traurigkeit und Verstimmtheit. Die endogene Depression ist durch Antriebshemmung, wahnhafte Schuld- und Versündigungsideen sowie Angst charakterisiert. Bei der agitierten Depression tritt zusätzlich Unruhe auf.

Rezeptur und Therapievorschlag

▶ Zubereitung: Kochen Sie 30 Gramm Lavendel, 80 Gramm Muskatellersalbei, 60 Gramm Melisse, 30 Gramm Kamille in 2 Liter Wasser auf kleiner Flamme, bis sich die Flüssigkeit auf die Hälfte reduziert hat. Dann durch ein Sieb geben. In die Flüssigkeit werden danach 40 Milliliter Tangerineöl mit einem Mixer (ca. 5 Minuten) gemischt. Nehmen Sie bei Bedarf jeweils 15 Milliliter und verrühren darin 30 Milliliter Weizengrassaft. Diese 45 Milliliter sind die tägliche Dosis Ihres Antidepressionstrunks, von dem Sie alle 2 Stunden etwas trinken sollten.

Depressionen gehen meist einher mit einer starken Übersäuerung des Körpers (Azidose). Eine gesunde, basenreiche Ernährung und der tägliche Genuss von Weizengrassaft können Ihnen helfen, depressive Stimmungen positiv zu beeinflussen.

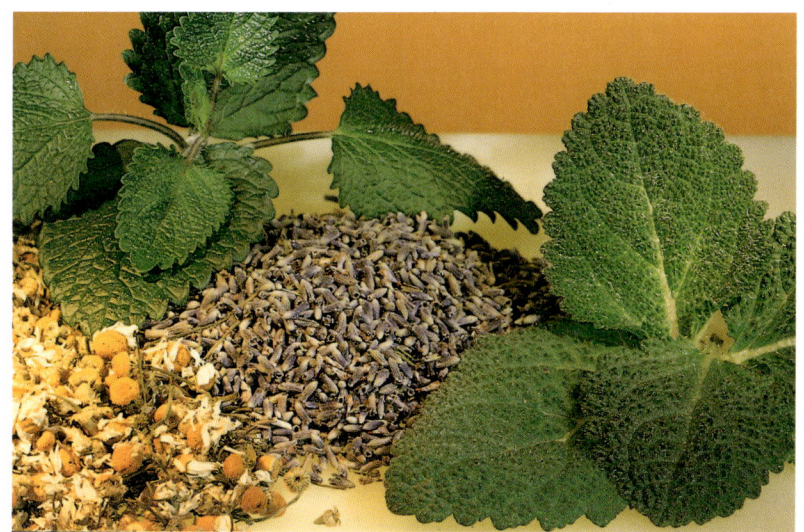

Eine Mischung aus Muskatellersalbei, Lavendel, Melisse, Kamille, Tangerineöl und Weizengrassaft vertreibt Niedergeschlagenheit und Stimmungsschwankungen langfristig.

Dystonie, vegetative

Kurzdefinition

Vegetative Dystonie ist ein Sammelbegriff aller Fehlregulationen des vegetativen, also unbewussten Nervensystems. Die Bezeichnung »vegetative Dystonie« ist umstritten; manchmal wird sie auch Neurasthenie genannt.

Die vielfältigen Beschwerden der vegetativen Dystonie sind:
▶ Appetitlosigkeit
▶ Blähungen
▶ Blasenbeschwerden
▶ Kopfschmerzen
▶ Magendruck
▶ Nervosität
▶ Reizbarkeit
▶ Übelkeit
▶ Verdauungsstörungen
▶ Verstopfungen

Eine Duftlampe mit ätherischen Ölen, z. B. Johanniskrautöl, unterstützt wirksam jede Anwendung von Weizengrassaft.

Rezeptur und Therapievorschlag

▶ Zubereitung: Jeweils 4 Milliliter Lorbeer-, Majoran-, Petitgrain- und Zitronellgrasöl werden mit 1 Liter Weizengrassaft verrührt und emulgiert. Von dieser Mixtur benötigen Sie täglich 400 Milliliter, über den Tag hinweg getrunken.

Ekzeme

Kurzdefinition

Ekzeme sind juckende Entzündungen im Bereich der oberen Hautschichten, die mit Schwellung, Rötung, Bläschen- und Knötchenbildung, Nässen, Schuppen oder Borkenbildung einhergehen.

Ekzeme und Allergien

Ekzeme werden auch Juckflechte genannt. Allergische Reaktionen stellen meist die Ursache oder auch nur den Auslöser zahlreicher Ekzeme dar. Bei akuten Ekzemen kommt es innerhalb kurzer Zeit, oftmals in Minuten, zu heftiger Hautrötung, Schwellung, Bläschenbildung. Wenn diese Bläschen platzen, verwandelt sich die Hautoberfläche in einen hochroten, stark juckenden Bereich.

Rezeptur und Therapievorschlag

Bei Konsumenten von Weizengrassaft sind Ekzeme so gut wie unbekannt. Hier zeigt sich wieder einmal die überragende Heilkraft von Weizengras. Ekzeme können mit folgender Weizengrassaft-Rezeptur erfolgreich bekämpft werden.

▶ Zubereitung: 20 Gramm Eichenrinde, 5 Gramm Wiesenkopf, 10 Gramm Tormentill, 40 Gramm Kamille und 8 Gramm Zinnkraut werden als getrocknete Kräuter in 500 Milliliter Wasser gegeben und im geschlossenen Topf langsam eingekocht. Sobald die Flüssigkeit auf die Hälfte reduziert ist, werden die Heilkräuter durch ein Sieg gegeben. Der Sud wird mit 250 Milliliter Weizengrassaft aufgegossen.

Die Hälfte der erkalteten Lösung wird getrunken, die andere Hälfte der Flüssigkeit für eine Kompresse auf das Ekzem benutzt. Die Anwendung muss 3-mal am Tag erfolgen.

Mit Weizengrassaft lösen sich viele Hautprobleme auf ganz natürliche Weise. Bevor Sie zur Kortison-creme greifen, sollten Sie erst einmal nebenstehende Rezeptur ausprobieren.

Bei Ekzemen – Seife vermeiden

▶ Seife ist eine Belastung für Ihre Haut und zerstört den schützenden Säuremantel dieses Organs.

▶ Daher sollten Sie grundsätzlich Seifen vermeiden und lieber zu pH-neutralen Waschlotionen oder -syndets greifen.

▶ Wenn Sie unter einem Ekzem leiden, dann ist von Seife noch viel entschiedener abzuraten.

▶ Mit einem Ekzem kann Ihre Haut die Belastung durch Seife noch weniger vertragen als im gesunden Zustand.

Erkältungen

Kurzdefinition

Erkältungen sind Erkrankungen im Bereich der oberen Luftwege (vorwiegend durch Viren verursacht) mit Husten und Schnupfen, die je nach Kälteeinwirkung auf den Organismus auftreten.

Rezeptur und Therapievorschlag

Weizengrassaft ist wegen seiner positiven Auswirkung auf die Abwehrkraft des Körpers ideal bei Erkältungen.

▶ Zubereitung: Mischen Sie 4 Esslöffel Holunder, 3 Esslöffel Berberitze, 3 Esslöffel Fieberklee und je 1 Esslöffel Hagebutte, Meisterwurz und Thymian. Lassen Sie diese Mischung in 1 Liter Wasser 30 Minuten lang auf kleiner Flamme kochen. Nachdem Sie die Kräuter ausgesiebt haben, geben Sie der erkalteten Flüssigkeit 200 Milliliter Weizengrassaft hinzu. Diese Tagesration können Sie nach Belieben über den ganzen Tag verteilt zu sich nehmen.

Die Wirksamkeit des Sonnenhutes war schon den alten Indianern bekannt. Als Echinazin kehrt nun dieses Heilmittel in die Apotheken zurück.

Kombination mit Echinazin

Sofern keine Allergie besteht, lässt sich Weizengrassaft hervorragend mit Echinazin mischen. Echinazin – der Wirkstoff aus dem Roten Sonnenhut – war schon bei den amerikanischen Indianern wegen seiner heilenden und das Immunsystem stärkenden Eigenschaften beliebt. Dieses alte indianische Heilwissen wird auch in unserer Zeit immer populärer. Echinazinpräparate erhalten Sie in Ihrer Apotheke in zahlreichen Darreichungsformen. Nehmen Sie in den kalten Wintermonaten vorbeugend und bei akuten Erkältungszuständen täglich 200 Milliliter Weizengrassaft mit 100 Tropfen Echinazin ein.

Die bei vielen Menschen immer häufiger auftretende Allergieanfälligkeit gegen das Mittel Echinazin lässt sich in über 90 Prozent aller Fälle durch Beimengen von zehn Tropfen Grapefruitkernöl in diesen Trunk vermeiden.

Erschöpfung

Kurzdefinition

Bei Erschöpfung muss zwischen Leistungserschöpfung und Stimmungserschöpfung unterschieden werden. Leistungserschöpfung entsteht durch hohen Stoffwechsel der Zellen – es kommt zu einer Anhäufung von Stoffwechselprodukten. Die Stimmungserschöpfung entsteht durch seelischen Druck.

Rezeptur und Therapievorschlag

Gegen seelische Erschöpfungen hilft der Weizengrassaft-Trunk, wie er auch bei Depressionen (siehe Seite 33) eingesetzt wird. Die keltischen Krieger, die von den Druiden regelmäßig Weizengrassaft bekamen, waren trotz größter Strapazen für ihre Kondition berühmt. Die Mayas vermischten 200 Gramm Weizengrassaft mit 30 Gramm Guaranapulver. Dieser Drink wirkte ausgezeichnet gegen Erschöpfung. Heute lässt sich diese Mischung aber noch optimieren.

▶ Zubereitung: Mischen Sie 200 Gramm Weizengrassaft mit 15 Gramm Guaranapulver, 5 Gramm frisch geriebener Ginsengwurzel und 5 Gramm Eleutherokokkus. Dies ergibt eine Ration, die Sie nach Belieben über den Tag verteilen können.

Sportlicher Erfolg auf natürlichem Weg

Wie viele Menschen streben nach sportlichen Erfolgen – sei es »nur« im Freizeitbereich oder gar im sportlichen Wettkampf. Oft locken hier leichte Aufbaupräparate, Fitnessdrinks und isotonische Energiemixturen. Viele dieser Mischungen sind höchst suspekt – oder schlicht wirkungslos. Mit der oben beschriebenen Weizengrassaft-Rezeptur steht Ihnen ein Drink zur Verfügung, der Erschöpfungen beseitigt und Sie bei Ihrer körperlichen Regeneration unterstützt. So lassen sich sportliche Höchstleistungen ohne jegliche Nebenwirkung erreichen. Kein lebensgefährliches Doping – nur Natur pur.

Neue Kraft durch Weizengrassaft: Diese neue Energie ist kein kurzzeitiges »Strohfeuer«, sondern steht Ihnen langfristig zur Verfügung.

Fettleibigkeit

Kurzdefinition

Adipositas, wie Fettleibigkeit in der lateinischen Fachsprache der Mediziner heißt, bedeutet ganz simpel: zu hohes Körpergewicht durch zu viel Fett. Die Ursache von Fettleibigkeit ist in den meisten Fällen Fehl- oder Überernährung. Sie kann jedoch (selten) auch eine organische Störung sein. Da Fettsucht die gesamte Gesundheit negativ beeinflusst, ist eine sorgfältige, ärztliche Behandlung unerlässlich.

Weizengrassaft kann Ihnen eine willkommene Hilfe bei Ihrer ganz persönlichen Diät sein. Oberstes Ziel einer jeden Diät sollte dabei sein: gesunde Vielfalt an Biostoffen trotz reduzierter Kalorien.

Rezeptur und Therapievorschlag

Wie mit übergewichtigen Menschen Millionen verdient werden und wie sie betrogen werden, das kann jeder tagtäglich in den Medien beobachten.

Wenn Sie sich bereits für Weizengrassaft interessieren, dann ist Ihr Erkenntnisstand bezüglich gesunder Ernährung schon so fortgeschritten, dass Sie vermutlich nicht an Übergewicht leiden. Wer Weizengrassaft zu sich nimmt, hat sicherlich auch seine Ernährung auf gesunde und natürliche Nahrung konsequent umgestellt.

▶ Zubereitung: Fügen Sie der Tagesration von 200 Milliliter Weizengrassaft 40 Milliliter Fenchelsaft, 30 Milliliter Spargelsaft und 10 Milliliter Artischockensaft (z. B. selbst gepresst) hinzu. Wenigstens 3 Wochen lang sollten Sie diese Trinkkur mit gleichzeitiger Darmsanierung (siehe Seite 30ff.) durchführen.

Fieber

Kurzdefinition

Jede Erhöhung der Körpertemperatur über 38 °C wird als Fieber bezeichnet. Steigt die Körpertemperatur für längere Zeit auf über 40 °C, dann können schwere Gesundheitsschäden entstehen.

Rezeptur und Therapievorschlag

Schon die Druiden der alten Kelten wussten, dass Fieber mit infektiösen Ursachen nicht radikal bekämpft werden sollte. Fieber ist schließlich ein Abwehrmechanismus des Körpers gegen die Infektionserreger. Fieber kann aber z. B. auch durch eine Überfunktion der Schilddrüse entstehen – dieses Fieber ist dann lebensgefährlich.

Am gesündesten bekämpfen Sie Fieber, wenn Sie die Tagesration von 200 Milliliter Weizengrassaft durch 100 Milliliter Holundertee aufstocken. Zugleich sollten Sie kalte, feuchte Wadenwickel anlegen.

Furunkel

Kurzdefinition

Furunkel sind eitrige Entzündungen, die von einem Haarbalg oder von einer Talgdrüse ausgehen und durch eine Infektion hervorgerufen werden. Zucker- und Nierenkranke sind besonders anfällig für Furunkel. Mehrere Furunkel, die zusammenfließen bezeichnet man als Karbunkel. Falls immer wieder neue Furunkel auftreten, spricht man von einer Furunkulose. Furunkel auf der Oberlippe und in der Nase können unter Umständen eine Infektion der Hirnhäute auslösen.

Rezeptur und Therapievorschlag

▶ Zubereitung: Kochen Sie 20 Gramm Königskerze, 15 Gramm Stiefmütterchen und 15 Gramm Veilchen (jeweils getrocknet) in 500 Milliliter Wasser auf kleiner Flamme im zugedeckten Topf, bis die Flüssigkeit um die Hälfte reduziert ist. Nun alles durch ein Sieb geben. Mischen Sie diese Flüssigkeit mit der gleichen Menge Weizengrassaft. Die Hälfte dieser Mixtur dient Ihnen für Kompressen auf die befallenen Körperstellen, die andere Hälfte trinken Sie über den Tag verteilt. Bitte beachten Sie auch die Salbenrezepturen und Lotionen für die Hautpflege im Kapitel »Körperpflege mit Weizengrassaft« Seite 84.

Fieber sollte nicht mit Medikamenten unterdrückt werden, denn es ist ein Zeichen, dass sich der Organismus gegen einen Erreger wehrt. Feuchte Wadenwickel sind hier bewährt – und die helfen wirklich!

Fußpilz

Kurzdefinition

Fußpilz nennt man Infektionen der Füße durch Fadenpilzarten, meist im Zehenzwischenraum beginnend und später auf Fußsohle und Fußnägel übergreifend. Der Fußpilz verschlimmert sich durch Fußschweiß und ist sehr ansteckend. Die meisten Fußpilzinfektionen entstehen durch luftundurchlässiges Schuhwerk (z. B. Turnschuhe).

Rezeptur und Therapievorschlag

Fußpilz kann sehr hartnäckige Beschwerden verursachen und ist nur langsam und langwierig zu bekämpfen. Deswegen sollten Sie auch beim Gebrauch von Weizengrassaft auf eine regelmäßige und stetige Anwendung achten.

Viele begeisterte Besucher von Hallenbädern leiden später an lästigem Fußpilz. Die Behandlung dieses Pilzes ist langwierig und mühsam. Weizengrassaft hilft Ihnen gegen diese Plage.

▶ Zubereitung: 50 Gramm Artischockenblätter, 10 Gramm Schöllkrautblätter, 30 Gramm Alantblüten, 14 Gramm Klettenblätter, 40 Gramm Butterblumenblüten, 20 Gramm Wegwartenwurzeln, 20 Gramm Besenginster und 40 Gramm Lavendelblüten werden in 5 Liter destilliertes Wasser gelegt. Hier können sie 8 Stunden lang quellen. Dann durch ein Sieb geben. Nehmen Sie zur Aufbewahrung dunkle, etwa 100 Milliliter fassende Flaschen. Geben Sie in jede Flasche eine alkoholische Lösung von 10 Milliliter Propolis und 3 Milliliter Lösungsvermittler. Füllen Sie nun das gewonnene Kräuterelixier in diese Flaschen ab. Gekühlt ist die Mixtur über 1 Jahr haltbar.

Zur Anwendung werden 20 Milliliter der Mixtur mit 100 Milliliter Weizengrassaft gemischt und in 5 Liter 38 °C warmes Wasser geschüttet. Betroffene Körperstellen 12 Minuten in der Flüssigkeit baden.

Vielfältige Anwendungsmöglichkeiten

Dieses Kräuterelixier ist etwas aufwendig in der Herstellung. Aber die Rezeptur, die sich direkt auf Druidenrezepturen aus England zurückverfolgen lässt, besitzt eine unvergleichliche Heilkraft, sobald sie mit

Weizengrassaft aktiviert wird. Obwohl es seit Jahren Aufzeichnungen über die Heilerfolge mit dieser Rezeptur gibt, weiß man noch längst nicht alles über die möglichen Einsatzgebiete. Gesichert ist der wirksame Einsatz dieser Rezeptur bei Neurodermitis.

Die Frische der Zutaten entscheidet

Von dieser Rezeptur gibt es im Handel auch Fertigcremes. Sie sollten hieraus jedoch allein Körpermilch unter Zusatz von Weizengrassaft herstellen. Da die Wirkung des Elixiers stark von der Frische der verwendeten Blüten, besonders bei Lavendel und Artischocken, abhängig ist, sollten Sie versuchen möglichst frische Blüten zur Herstellung der Rezeptur zu bekommen.

Gallenblasenerkrankungen

Kurzdefinition

Akute und chronische Entzündungen sowie Reizungen der Gallenblase sind häufige Gallenblasenerkrankungen. In 90 Prozent aller Fälle entstehen die Entzündungen aufgrund von Gallensteinen.
Die Krankheitserscheinungen äußern sich anfangs durch Schmerzen im rechten Oberbauch, zusammen mit Fieber. Zusätzlich stellt sich manchmal Erbrechen ein. Gallenerkrankungen dürfen grundsätzlich nicht ohne Facharzt behandelt werden.

Rezeptur und Therapievorschlag

▶ Zubereitung: Kochen Sie 40 Gramm Rosmarinzweige in 300 Milliliter Wasser auf kleiner Flamme so lange im verschlossenen Topf, bis die Flüssigkeit auf die Hälfte reduziert ist. Durch ein Sieb geben. Fügen Sie 100 Milliliter echtes Rosenwasser hinzu, und kochen Sie die Mischung wieder um die Hälfte ein. Den Sud mischen Sie mit 100 Milliliter frischem Weizengrassaft. Verteilen Sie die Einnahme über den Tag.

Heilkräuter sind umso wirksamer, je frischer die Zutaten sind. Verwenden Sie deshalb, falls irgend möglich, nur frische Blüten.

Gedächtnisschwäche

Kurzdefinition

Früher galt Gedächtnisschwäche als Alterserscheinung oder als harmlose Konzentrationsschwäche. Heute nimmt Gedächtnisschwäche oder gar die Alzheimer-Krankheit immer mehr zu. Gedächtnisschwäche wird sogar schon bei sehr jungen Leuten diagnostiziert. Manche Ärzte vermuten, dass auch Umweltfaktoren an der Entstehung von Gedächtnisschwäche beteiligt sind.

Gedächtnisschwäche ist keine Alterserscheinung: Wenn Sie Ihr Gehirn regelmäßig trainieren und fit halten, dann werden Sie nur selten etwas vergessen. Nur wer übt, bleibt in Form.

Rezeptur und Therapievorschlag

Die bessere Versorgung der Gehirnzellen durch regelmäßige Einnahme von Weizengrassaft mit seinem hohen Anteil an Aminosäuren wirkt sich bei allen Formen der Gedächtnisschwäche positiv aus.

▶ Zubereitung: Vermischt man den täglichen Bedarf von 200 Milliliter Weizengrassaft mit 10 Milliliter Sojalezithin und 100 Milliliter Rosmarintee, so hat man die optimale Gehirnnahrung.

Aber bitte vergessen Sie nicht: Gehirnzellen müssen ständig trainiert werden, sonst nützen alle Mittel nichts. Hierfür bieten sich Übungen zur Steigerung der Gedächtnis- und Konzentrationsleistung an, wie sie zahlreich auf dem Buchmarkt für Ratgeber zu finden sind, z. B. »Gedächtnistraining für jedes Alter« (Südwest Verlag).

Gicht

Kurzdefinition

Diese Stoffwechselstörung entsteht, wenn Harnsäure vom Körper nicht mehr ausreichend ausgeschieden wird. In der Folge lagert sich Harnsäure in schlecht durchblutetem Gewebe und in Gelenken ab. In Europa werden vor allem Männer im Alter von Gicht geplagt. Gicht wird durch Dickleibigkeit und Bewegungsarmut begünstigt.

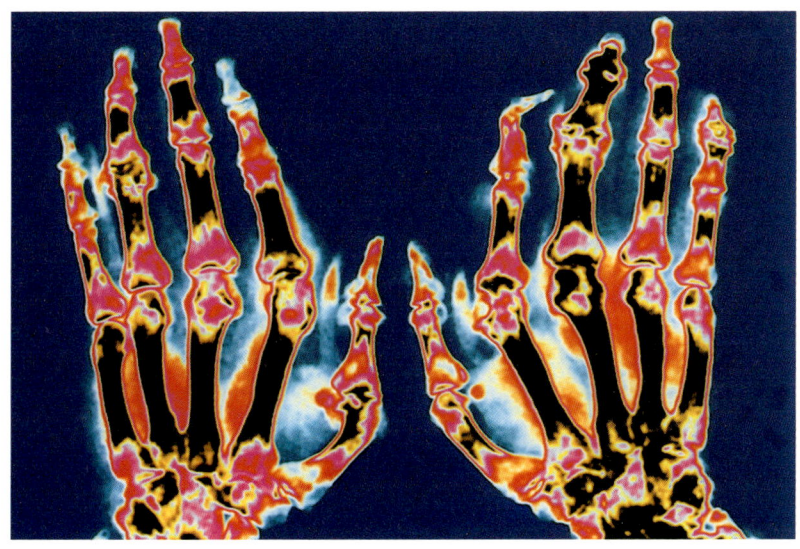

Rezeptur und Therapievorschlag

Weizengrassaft ist ideal gegen Gicht: Bei klinischen Untersuchungen von ständigen Weizengrassaft-Konsumenten in Mittelamerika wurde nicht ein einziger Gichtkranker gefunden.

Es liegt die begründete Vermutung nahe, dass die Einnahme von 200 Milliliter Weizengrassaft pro Tag nicht nur zur Heilung von Gicht führt, sondern auch wirksam zur Verhütung von Gicht beiträgt. Eine alte Weizengrassaft-Rezeptur der Mayas lässt sich für diesen Zweck noch etwas optimieren.

▶ Zubereitung: Mischen Sie einen Tee aus je 10 Gramm getrockneten Birkenblättern, Brennnesseln, Veilchen und getrocknetem Löwenzahn mit 200 Milliliter Wasser sowie 200 Milliliter Weizengrassaft.

Was Sie bei Gicht vermeiden sollten

Alkohol, Bohnenkaffee und Schokolade sind pure Gifte für jeden Gichtkranken. Vermeiden Sie diese Dinge bei Ihrer Ernährung, wenn Sie gichtgefährdet sind.

Wenn Sie gichtgefährdet sind, dann sollten Sie unbedingt Alkohol, Bohnenkaffee und Schokolade vermeiden.

Grippe

Kurzdefinition

Diese Infektionskrankheit wird durch Viren verursacht und befällt die Atemorgane besonders in den Winter- und Übergangsmonaten. Grippe wird durch Tröpfcheninfektion von Mensch zu Mensch übertragen. Die bekannten Schutzimpfungen bieten keinen verlässlichen Schutz, da es zahlreiche Grippeviren gibt, die nicht immer mit der Impfung angesprochen werden.

Rezeptur und Therapievorschlag

Mit einer starken Körperabwehr erliegen Sie nicht jeder Grippewelle, die durch die Stadt zieht. Weizengrassaft stärkt Ihr Immunsystem und hält Sie gesund.

Die regelmäßige Einnahme von Weizengrassaft stärkt die Abwehrkräfte des Körpers. Je stärker Ihr Immunsystem ist, umso besser sind Sie gegen Grippe gewappnet.

▶ Zubereitung: 3-mal täglich 40 Tropfen Echinazin mit 50 Milliliter Weizengrassaft mischen. 20 Milliliter Ginsengextrakt und 20 Milliliter Propolisextrakt hinzufügen.

Mit dieser Rezeptur stärken Sie Ihre körpereigenen Abwehrkräfte auf natürliche und höchst wirkungsvolle Weise.

Sind Sie bereits an Grippe erkrankt, dann können Sie mit dieser Rezeptur die Zeit des Krankenlagers um etwa die Hälfte der sonst üblichen Zeit verkürzen – und Sie vermeiden all die schädlichen Nebenwirkungen, die beispielsweise Antibiotika mit sich bringen.

Gürtelrose

Kurzdefinition

Diese mit Hautausschlag verbundene Nervenerkrankung entsteht durch Infektion mit Herpes-Zoster-Viren. Im Ausbreitungsgebiet der Gürtelrose treten heftige halbseitige Schmerzen auf; es bilden sich kleine Bläschen auf der geröteten Haut.

Bei schlimmeren Fällen vereinigen sich die vielen kleinen Bläschen zu größeren Bläschengruppen. Beim Abheilen bleibt eventuell eine Narbe zurück. Die Krankheit verläuft umso heftiger, je älter der Patient ist.

Rezeptur und Therapievorschlag

Zur Behandlung der Bläschen eignet sich eine Mischung aus 50 Milliliter Weizengrassaft, 15 Milliliter Tangerineöl, 5 Milliliter Wintergreenöl, 8 Milliliter Teebaumöl, 3 Milliliter Kürbiskernöl und 8 Milliliter Propolis. Diese Mixtur sollte täglich 3-mal genommen werden.
Diese Weizengrassaft-Rezeptur bildet die Grundlage der spektakulären Heilerfolge renommierter Naturheilkliniken in der Karibik.
Da die westliche Schulmedizin keine nebenwirkungsfreie Alternativbehandlung der Gürtelrose anzubieten hat, bleibt es unverständlich, warum diese Rezeptur in schulmedizinisch orientierten Kliniken bislang nicht eingesetzt wurde.

Hämorrhoiden

Kurzdefinition

Hämorrhoiden nennt man erweiterte oder geschwollene Venengeflechte innerhalb oder außerhalb des Afters.

Rezeptur und Therapievorschlag

▶ Zubereitung: Hämorrhoiden behandeln Sie mit einer Spezialmilch. Hierzu erhitzen Sie 6 Gramm Tegomulus mit 20 Gramm Erdnussöl auf 65 °C. Dann 100 Gramm Weizengrassaft einrühren. Wenn die entstandene Milch auf 35 °C abgekühlt ist, rühren Sie noch 20 Gramm Aloevera-Saft unter. Wenn Sie diese Spezialmilch 3-mal täglich auf die Hämorrhoiden sanft auftragen, werden die Hämorrhoidalbeschwerden schnell abklingen. Bitte vergleichen Sie hierzu auch die Rezepturen im Kapitel »Darmbeschwerden« (siehe Seite 30ff.).

Die Spezialmilch aus nebenstehendem Rezept wirkt ausgezeichnet gegen Krampfadern, wenn Sie zusätzlich noch fünf Milliliter Rutin zufügen.

Harnvergiftung

Kurzdefinition

Harnvergiftung tritt ein, wenn Abfallprodukte des Stoffwechsels im Blut nicht ausreichend von den Nieren ausgeschieden werden.

Rezeptur und Therapievorschlag

Bereits nach zweiwöchiger Einnahme von täglich 200 Milliliter Weizengrassaft neutralisiert sich das Blutbild wieder, so dass keine weitere Vergiftungsgefahr mehr besteht.

▶ Zubereitung: 20 Wacholderbeeren werden 2 Stunden lang in 200 Milliliter destilliertem Wasser auf kleiner Flamme gekocht. Dann wird alles durch ein Sieb gegeben. Legen Sie 2 Gramm getrocknete Goldrute in ein Teeei, und lassen Sie dieses 10 Minuten im abkühlenden Sud ziehen. Danach mischen Sie Ihren Kräuterauszug mit 200 Milliliter Weizengrassaft. Diese Menge ist die empfohlene Tagesration pro Person. Nach 14 Tagen wird die Einnahme eingestellt.

Weizengrassaft löst nicht nur Harnsäurekristalle, sondern mit seiner Hilfe können auch giftige Schwermetalle wie Blei, Kadmium, Quecksilber u. a. aus dem Körper ausgeschwemmt werden.

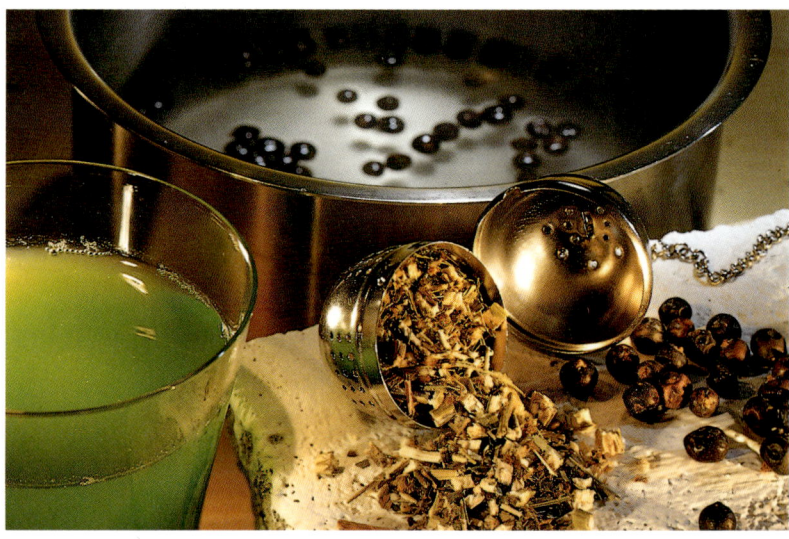

Die harntreibende und entzündungshemmende Eigenschaften der Goldrute sowie die blutreinigende Wirkung des Wacholders und des Weizengrassaftes entgiften den gesamten Körper.

Herzleiden

Kurzdefinition

Die vielfältigen Erkrankungen des Herzens bedürfen immer der Diagnose und Therapie eines Facharztes!

Rezeptur und Therapievorschlag

Weizengrassaft unterstützt generell die Herzfunktionen. Bei Herzschwäche fügen mittelamerikanische Therapeuten der Tagesration von 200 Milliliter Weizengrassaft noch 10 Gramm Guaranapulver bei.

Hexenschuss

Kurzdefinition

Bei Hexenschuss handelt es sich um plötzlich auftretende Schmerzen, die vom Rücken bis zur Oberschenkelrückseite ausstrahlen. Die intensiven Schmerzen behindern den Patienten stark. Hexenschuss wird durch Entzündungen des Ischiasnervs und durch Bandscheibenvorfälle, aber auch durch Gelenkrheumatismus verursacht.

Rezeptur und Therapievorschlag

Gegen die oft sehr schweren Schmerzen hilft diese Lotion:
▸ Zubereitung: 10 Gramm Tegomulus werden mit 25 Gramm Mandelöl auf 65 °C erhitzt. Dann 100 Gramm Weizengrassaft einrühren. Wenn die Lotion auf 35 °C abgekühlt ist, rühren Sie noch 15 Milliliter Tangerineöl, 5 Milliliter Teebaumöl, 8 Milliliter Wintergreenöl und 3 Milliliter Pfefferöl unter.
Die schmerzlindernde Wirkung dieser Mischung kommt aus dem synergetischen Zusammenwirken der Bestandteile Weizengrassaft, Tangerineöl und Wintergreenöl.

> Gehen Sie bitte bei allen Herzproblemen und -schmerzen sofort und unbedingt zum Arzt! Machen Sie keine Selbstdiagnose oder -therapie.

Husten

Kurzdefinition

Der Husten stellt eine reflektorische oder willkürliche Schutzmaßnahme des Körpers dar. Der Hustenreiz wird von einer Verlegung der Luftwege durch Fremdkörper, Flüssigkeiten und Schleim ausgelöst.
Husten kann auch durch krankhafte Veränderungen im Bereich des Kehlkopfs, der Bronchien und der Lunge verursacht werden. Auch psychische Ursachen können eine Rolle beim Husten spielen.

Rezeptur und Therapievorschlag

Weizengrassaft schafft nicht nur Erleichterung bei akuten Hustenanfällen, sondern beugt auch Erkältungskrankheiten wirksam vor.

Weizengrassaft wirkt verstärkend und anregend auf die Lungentätigkeit. Folgende Mischung hat sich bei akuten Hustenanfällen bewährt – insbesondere für Kinder.
▶ Zubereitung: 20 Gramm unfermentierter Honig wird mit 2 Milliliter Thymianöl, 200 Milliliter Weizengrassaft und 2 Esslöffel Apfelessig verrührt. Sie erhalten hier die ideale Tagesration, die beliebig auf den Tag verteilt werden kann.
Bei besonders hartnäckigem Husten können Sie auch gefahrlos die doppelte Menge zu sich nehmen.
Unterstützen Sie die Heilwirkung von Weizengrassaft, indem Sie in Ihrer Duftlampe Thymianöl verdampfen lassen.

Impotenz

Kurzdefinition

Impotenz nennt man die sexuelle Unfähigkeit des Mannes zum Beischlaf mit Ejakulation. Impotenz ist in den allermeisten Fällen psychisch bedingt – meist emotional, nur in Ausnahmen spielen physische Ursachen eine Rolle. Hören Sie auf Ihren Körper, und versuchen Sie nicht, »auf Befehl« zu können.

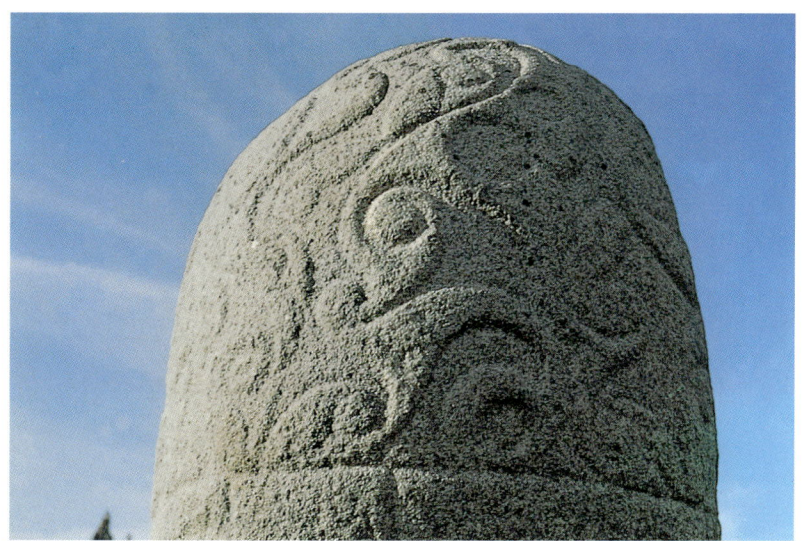

Der keltische Kultstein aus dem 3.–2. Jahrhundert v. Chr. symbolisiert die männliche Potenz.

Rezeptur und Therapievorschlag

Weizengrassaft hat einen verwertbaren, untoxischen Chlorophyllgehalt von 70 Prozent. Deswegen eignet sich der Saft als hochwirksames Mittel gegen organisch bedingte Impotenz.

Sie können zusätzlich den natürlichen Heileffekt der Phytosynergie optimieren. Nachstehende Rezeptur wird in der Dominikanischen Republik erfolgreich gegen Impotenz eingesetzt.

▶ Zubereitung: 10 Gramm Gelée Royale werden mit 10 Gramm Guaranapulver, 3 Gramm Bois-Bondee-Rinde, 3 Gramm Ingwer, 1 Gramm gemahlener Zimtrinde und 1 Gramm gemahlenem Koriander verquirlt und langsam in 200 Milliliter Weizengrassaft eingerührt.

Diesen Trunk müssen Sie über 3 Wochen hinweg täglich einnehmen, um die optimale Heilwirkung zu erhalten. Diese Rezeptur soll auf alte Heilvorschriften der Mayapriester zurückgehen.

Zusätzlich können Sie zu Ihrer Entspannung noch leise, beruhigende Musik einsetzen. Denken Sie immer daran, dass vor allem die Psyche »gestreichelt« werden muss – machen Sie es sich also so angenehm wie nur irgend möglich.

Problem »Impotenz«: Nicht jeder Mann muss immer können. Fragen Sie sich ehrlich, ob Sie wirklich mit dieser Frau wollen. Fast immer ist Impotenz ein klares Signal Ihrer Psyche, dass die Beziehung nicht okay ist.

Ischiasbeschwerden

Diese schmerzhafte Nervenkrankheit wird mit derselben Weizengras-saft-Rezeptur behandelt wie der Hexenschuss (siehe Seite 47).

Karies

Kurzdefinition

Karies ist eine bis zur Zahnfäule fortschreitende Schädigung der Zähne, die vorwiegend durch Fehlernährung und mangelhafte Zahnpflege, aber auch durch andere Erkrankungen des Organismus verursacht wird.

Falsche Ernährung und mangelhafte Zahnpflege sind die Hauptursachen für Karies. Ersparen Sie sich und Ihren Kindern viele schmerzhafte Sitzungen beim Zahnarzt, und sorgen Sie mit Weizengrassaft vor.

Rezeptur und Therapievorschlag

▶ Zubereitung: Geben Sie 3 Tropfen Teebaumöl, 2 Tropfen Propolis, 3 Tropfen Grapefruitkernöl und 6 Tropfen Lösungsvermittler in 200 Milliliter Weizengrassaft.
Spülen Sie 3-mal täglich, nach den Mahlzeiten, Ihre Mundhöhle gründlich mit dieser Mixtur (mindestens 2 Minuten lang).

Kehlkopfentzündung

Kurzdefinition

Kehlkopfentzündung nennt man die Entzündung der den Kehlkopf auskleidenden Schleimhaut. Hervorgerufen werden Kehlkopfentzün-dungen vorwiegend durch:
▶ Erkältungen
▶ Infektionen
▶ Gase
▶ Rauch
▶ Schmutz

Rezeptur und Therapievorschlag

▶ Zubereitung: Geben Sie 3 Tropfen Teebaumöl, 2 Tropfen Propolis, 3 Tropfen Grapefruitkernöl und 6 Tropfen Lösungsvermittler in 200 Milliliter Weizengrassaft. Es ist empfehlenswert, dieser Lösung noch 2 Esslöffel Apfelessig hinzuzufügen.
Spülen Sie 3-mal täglich nach den Mahlzeiten Ihre Rachenhöhle gründlich mit dieser Mixtur (wenigstens 2 Minuten lang).

Krampfadern

Kurzdefinition

Krampfadern (Varizen) sind unnatürlich erweiterte, blutgefüllte Venen, meist an den Beinen. Varizen entstehen durch Bindegewebsschwäche, defekte Venenklappen, überwiegend stehende Tätigkeiten, Übergewicht und Venenentzündungen. Auch Schwangerschaften können Krampfadern auslösen.
In schlimmen Fällen können Krampfadern zu offenen, geschwürartigen, schlecht heilenden Wunden (Ulzera) ausarten, in der Folge kann es zu Thrombosen und Embolien kommen.

Langes Stehen und schwache Venenklappen führen oft zur Bildung von Krampfadern. Mit Weizengrassaft verzögern Sie die Entwicklung dieser lästigen und hässlichen Erkrankung.

Rezeptur und Therapievorschlag

▶ Zubereitung: 10 Gramm Tegomulus werden mit 20 Gramm Avocadoöl auf 65 °C erhitzt. Dann 100 Milliliter Weizengrassaft einrühren. Wenn die Milch auf 35 °C abgekühlt ist, noch 20 Gramm Rosskastanienextrakt und 5 Milliliter roten Weinlaubextrakt untermischen.
Zur Bekämpfung von Krampfadern ist die bei Hämorrhoiden (siehe Seite 45) angeführte Emulsion anwendbar.
Vergleichen Sie bitte selbst die geringen Kosten, die Ihnen bei der Zubereitung dieser Rezeptur entstehen, mit den teilweise hohen Kosten für Fertigprodukte, die kaum einer ernsthaften Wirkungsüberprüfung standhalten.

Krebs

Kurzdefinition

Krebs ist ein Sammelbegriff für alle Veränderungen im Organismus, bei denen durch unkontrolliertes, anomales Wachstum von Körperzellen gesundes Gewebe verdrängt oder vernichtet wird.

Stärkung des Immunsystems

Es ist ganz klar festzuhalten: Weizengrassaft kann Krebs weder heilen noch lindern. Es gibt ausschließlich die Möglichkeit, das menschliche Immunsystem – die beste Antikrebswaffe des Menschen – so zu stärken, dass es erfolgreich gegen Krebszellen vorgehen kann.

Karibische Naturkliniken haben eine Rezeptur entwickelt, die eine enorme Steigerung des menschlichen Immunsystems bewirkt. Ob diese Rezeptur zugleich ein wirksames Antikrebsmittel ist, kann noch nicht sicher beantwortet werden.

Professor Dr. Chui Nan Lai im Krebszentrum Houston, Texas, sieht eine realistische Chance, dass der 70-prozentige Chlorophyllanteil im Weizengrassaft bei täglicher Einnahme das Wachstum der Krebszellen unterbindet. Weizengrassaft führt eine signifikante Verbesserung des Gesundheitszustandes bei Blutkrebskranken herbei, wenn zugleich der Rohkostanteil an der gesamten Ernährung der Patienten mindestens 50 Prozent beträgt.

> Weizengrassaft ist kein Krebsmittel. Aber er hilft Ihrem Immunsystem, die entarteten Krebszellen in Ihrem Körper selbst erfolgreich zu bekämpfen.

Rezeptur und Therapievorschlag

▶ Zubereitung: 4 Milliliter Lavendelöl, 6 Gramm Gelée Royale mit Germaniumanteil, 2 Milliliter Melisse, 3 Milliliter Weihrauch, 4 Milliliter Zitronenkernöl und 8 Milliliter Propolis werden mit 6 Milliliter Lösungsvermittler in 300 Milliliter Weizengrassaft gemischt.

Bei Frauen werden 15 Milliliter Mistelextrakt der männlichen Pflanze, bei Männern 15 Milliliter Mistelextrakt der weiblichen Pflanze dazugegeben.

Leberentzündungen

Kurzdefinition

Leberentzündung (Hepatitis) nennt man eine durch Viren verursachte Infektionskrankheit. Man unterscheidet dabei u. a. folgende Krankheitsformen:

▶ Hepatitis A: Das Hepatitisvirus A wird durch Schmierinfektion (verunreinigtes Essen, Wasser, besonders durch Muscheln) übertragen. Hepatitis A verursacht die infektiöse Gelbsucht.

▶ Hepatitis B: Das Hepatitisvirus B wird durch Spritzen und Transfusionen verbreitet. Hier sind besonders Konsumenten von injizierten Drogen durch verschmutzte Spritzen betroffen. Das Virus von Hepatitis B wird auch durch Sexualkontakte übertragen und tritt durch den weltweiten Tourismus immer öfter auf. Hepatitis B verursacht die sogenannte Transfusionsgelbsucht.

▶ Hepatitis C: Die Übertragung dieses Virus erfolgt durch Injektionen oder Infusionen. Sie ist weltweit verbreitet.

Hepatitis tritt häufig als Komplikation tropischer Krankheiten wie Malaria, Gelbfieber, Cholera und Ruhr auf.

Rezeptur und Therapievorschlag

Hepatitis muss immer und ausschließlich vom Facharzt behandelt werden. Sie können jedoch die ärztlichen Bemühungen durch folgenden Trunk unterstützen.

▶ Zubereitung: 20 Gramm getrocknete Rosmarinzweige, 15 Gramm Salbei, 30 Gramm Thymian sowie 2 Karotten in 400 Milliliter Wasser 3 Stunden lang bei milder Hitze sieden lassen. Danach durch ein Sieb geben. Die Flüssigkeit so lange auf kleiner Flamme weiter kochen, bis die Flüssigkeit auf die Hälfte (etwa 200 Milliliter) reduziert ist.

Dann mit 200 Milliliter Weizengrassaft vermischen, auf 3 Portionen aufteilen und trinken.

Bei Hepatitis ist mit einer langwierigen Behandlungszeit von mindestens 6 Wochen zu rechnen.

Hepatitis hat sich zu einer regelrechten Reisekrankheit entwickelt. Denken Sie deshalb in Ihrem Urlaub daran: Wasser, Essen und Sex sind die wichtigsten Überträger.

Lethargie

Kurzdefinition

Unter Lethargie versteht man übergroße Schläfrigkeit, fehlende Motivation, Lustlosigkeit und geistige Teilnahmslosigkeit. Lethargie ist meist durch psychische Faktoren verursacht; jedoch spielt auch die Ernährung eine nicht zu unterschätzende Rolle.

Rezeptur und Therapievorschlag

Darmablagerungen können zu Lethargie führen. Also ist eine Darmsanierung hier zu empfehlen. Mit Weizengrassaft lässt sich ein Powercocktail mischen, der jede geistige Teilnahmslosigkeit wegwischt.

▶ Zubereitung: Verquirlen Sie 30 Gramm Guaranapulver, 20 Gramm Ginsengpulver, 2 zerkleinerte Mateblätter, 2 Milliliter Melissenöl, 2 Milliliter Petitgrainöl, 1 Milliliter Thymianöl, 3 Milliliter Lösungsvermittler mit 200 Milliliter Weizengrassaft. Diesen Cocktail sollten Sie 4 Wochen lang täglich zu sich nehmen.

Statt sich mit Kaffee, Tee oder gar Alkohol aufzuputschen, probieren Sie lieber den Weizengras-Powercocktail. Der macht Lust aufs Leben, und Sie kriegen garantiert keinen Kater.

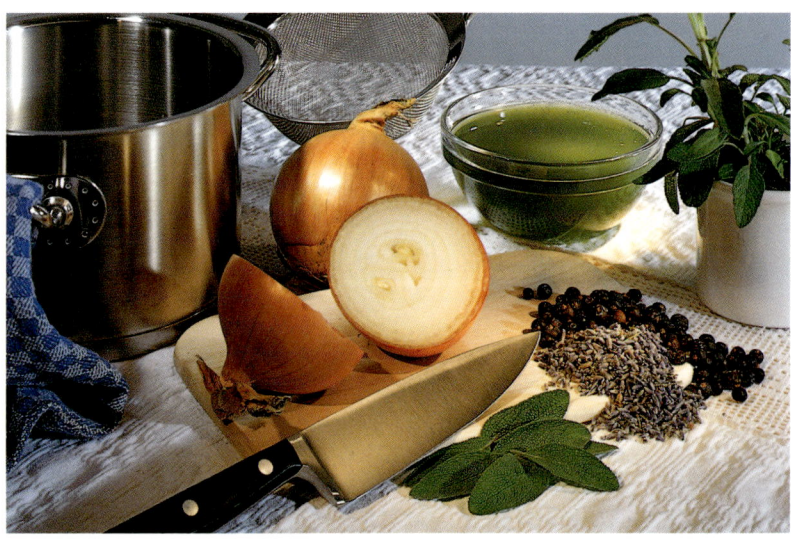

Durch die blutreinigende Wirkung einer Mischung aus Zwiebeln, Lavendel, Salbei, Wacholder und Weizengrassaft klingt eine Lymphgefäßentzündung innerhalb kurzer Zeit ab.

Lymphgefäßentzündung

Kurzdefinition

Diese schmerzhafte Entzündung wird meist durch bakterielle Infektionen verursacht. Tritt zugleich ein roter Streifen unter der Haut auf, weist dies auf eine Blutvergiftung (Septikämie) hin. Dann besteht Lebensgefahr! Sofort den Arzt rufen!

Rezeptur und Therapievorschlag

Weizengrassaft ist ein ideales Mittel für eine gründliche und schnelle Blutreinigung. Deshalb wirkt sich dieser Saft stets positiv auf Lymphgefäßentzündungen aus.

Die folgende Rezeptur stammt aus einer renommierten Naturheilklinik in Mittelamerika.

▶ Zubereitung: Kochen Sie 20 Gramm Lavendelblüten, 20 Gramm Salbeiblätter, 40 Wacholderbeeren und 2 große Zwiebeln in 400 Milliliter Wasser 3 Stunden lang auf kleiner Flamme.

Geben Sie alles durch ein Sieb. Reduzieren Sie durch weiteres Kochen die Flüssigkeit auf 200 Milliliter. Mischen Sie die restliche Flüssigkeit mit 200 Milliliter frisch gepresstem Weizengrassaft. Verteilen Sie diese Tagesration über den Tag hinweg. Die Anwendungsdauer ist in den meisten Fällen 8 Tage.

Zeigt sich bei einer Lymphgefäßentzündung ein roter Strich unter der Haut, dann müssen Sie sofort zum Arzt: Lebensgefahr!

Magengeschwüre

Kurzdefinition

Schmerzhafte Entzündungen der Magenschleimhaut sind die Kennzeichen von Magengeschwüren. Die Schulmedizin weiß heute, dass an der Entstehung dieser Geschwüre häufig ein Keim, der sogenannte Helicobacter pylori, maßgeblich beteiligt ist. Weitere Risikofaktoren sind Stress, Ernährungsfehler und zu viel Alkohol.

Rezeptur und Therapievorschlag

In Naturheilkliniken werden Magengeschwüre ohne Operationen mit folgendem Trunk behandelt:

▶ Zubereitung: Mischen Sie 3 Milliliter Pennyroyalöl, 2 Milliliter Römisches Kamillenöl, 4 Milliliter Zitronenkernöl, 3 Milliliter Muskatellersalbei, 4 Milliliter Aloe-vera-Konzentrat (20-fach), 2 Milliliter Wintergreenöl, 4 Milliliter Teebaumöl mit 400 Milliliter Weizengrassaft. Nehmen Sie die Flüssigkeit 3-mal täglich in Portionen zu je 20 Milliliter. Magengeschwüre müssen langfristig behandelt werden: Eine solche Kur dauert mindestens 1 Monat.

Migräne

Kurzdefinition

Bei Migräne handelt es sich um einen anfallsweise, meist halbseitig auftretenden, sehr heftigen Kopfschmerz mit Licht-, Geräusch- und Bewegungsempfindlichkeit. Migräne ist oft mit Übelkeit, Brechreiz und Augenflimmern verbunden. Der Einsatz von Schmerztabletten hat nur vorübergehenden Erfolg und ist mit schädlichen Nebenwirkungen verbunden.

Migräne als »Reinigungsschmerz«

Heilkundige Mayas auf Yucatan begriffen Migräne als Nervenschmerz mit psychischen und ernährungsbedingten Ursachen. Inzwischen ist erwiesen, dass bei Migräne – falls keine psychischen Probleme vorliegen – eine körperliche Selbstvergiftung vorliegt. Vermutlich steht daher bei vielen Frauen Migräne in Zusammenhang mit der Menstruation. Schamanen bezeichnen die Migräne als Reinigungsschmerz – dies gilt auch für Migräne psychischen Ursprungs. Der Migränekranke kämpft – bewusst oder unbewusst – mit einem Problem, das er zu bewältigen versucht.

Wenn der Kopf dröhnt, brummt und zu zerspringen droht, dann ruht das Leben. Mit Weizengrassaft haben Sie ein wirksames Mittel, um diese Schmerzen erfolgreich zu bekämpfen.

Gesundheit mit Duft und Klang

Sie können die Heilwirkung des Weizengrassaftes noch steigern, wenn Sie zusätzlich andere Sinne ansprechen – Duft und Klänge sind ideal.
▶ Geben Sie etwas Anisöl in eine Duftlampe, und zünden Sie die Kerze an.
▶ Die Duftlampe sollte mindestens zwei Stunden lang brennen.

▶ Mit leiser und entspannender Musik kommen Sie innerlich zur Ruhe. Hierfür gibt es spezielle CDs mit beruhigender Musik. Oder Sie wählen einfach Ihre Lieblings-CD.
▶ Suchen Sie Ihren Lieblingsplatz in der Wohnung auf, z. B. Ihr Sofa.
▶ Entspannen Sie sich, und genießen Sie.

Rezeptur und Therapievorschlag

Die westliche Naturheilkunde sieht die Ursache von Migräne in giftigen Ablagerungen im Darm. Deswegen verfolgt die Therapie die körperliche Reinigung. Als ideales Körper- und Blutreinigungsmittel bietet sich Weizengrassaft an. Der Weizengrassaft lässt sich synergetisch mit anderen Heilmitteln kombinieren, um seine Wirksamkeit noch zu optimieren.
▶ Zubereitung: Rühren Sie 3 Milliliter Basilikumöl, 2 Milliliter Eukalyptusöl, 3 Milliliter Immortellenöl, 3 Milliliter Lavendelöl, 2 Milliliter Rosmarinöl und 5 Milliliter Lösungsvermittler in 200 Milliliter Weizengrassaft ein. Trinken Sie diese Mischung über den Tag verteilt.

Langzeitkuren helfen

Dieser Trunk kann bei akuten Migräneanfällen genommen werden, um die schlimmsten Schmerzen zu lindern. Eine viel weiter gehende Heilung benötigt jedoch größere Zeiträume: Diese Kur sollte mindestens zwei Monate lang täglich stattfinden; später genügen dann zweimal drei Tage pro Monat. In manchen Fällen war es sogar nötig, diese Rezeptur ein halbes Jahr ständig anzuwenden, bevor der gewünschte Erfolg eintrat.

Kombinieren Sie alle Sinne für Ihre Gesundung: das Riechen, Hören, Sehen und Wärmeempfinden. Je wohler Sie sich fühlen, umso schneller verschwindet die Migräne.

Neuralgie

Kurzdefinition

Mit Neuralgie bezeichnet man (anfallartig auftretende) Nervenschmerzen verschiedenen Ursprungs. Neuralgietherapien mit Schmerzmitteln bringen unerwünschte Nebenwirkungen mit sich. Auch bei der Behandlung von Neuralgien sind entspannende Musik und eventuell Duftlampen wirkungsvoll.

Nervenschmerzen lassen sich wie Migräne erfolgreich mit Weizengrassaft und Entspannung lindern.

Rezeptur und Therapievorschlag

Neuralgien lassen sich ähnlich wie Migräne behandeln. Mit der nachfolgenden Rezeptur wurden viele Erfolge erzielt.

▶ Zubereitung: Mischen Sie 4 Milliliter Tangerineöl, 2 Milliliter Geranienöl sowie 3 Milliliter Lösungsvermittler mit 200 Milliliter Weizengrassaft. Bereits nach 3 Tagen spürt der Patient eine deutliche Linderung der Symptome. Um jedoch einen dauerhaften Erfolg zu erzielen, muss diese Mischung mindestens 3 Wochen lang täglich angewendet werden.

Ödeme

Kurzdefinition

Durch Flüssigkeit aufgeschwemmtes Körpergewebe nennt man Ödem. Ursachen der Ödeme sind Unterernährung, Prellungen, Allergien, Gefäß- oder Organerkrankungen. Ödeme sind stets mit einem schlechten Blutbild und veränderten Laborwerten verbunden.

Leiden Sie unter Ödemen (»Wasser«) in den Beinen, z.B. aufgrund einer Herz- oder Venenerkrankung, sollten Sie so oft wie möglich die Beine hoch legen, damit das Wasser im Gewebe leichter abtransportiert werden kann.

Rezeptur und Therapievorschlag

▶ Zubereitung: 200 Milliliter Weizengrassaft werden mit 50 Milliliter frischem Zwiebelsaft angereichert und über den Tag getrunken.

Pilzerkrankungen der Haut

Kurzdefinition

Hautpilze verursachen eine oberflächliche Infektion der Haut, der Haare und Nägel. Die meisten Pilzinfektionen der Haut erfolgen in öffentlichen Hallen- oder Freibädern, weil hier optimale Bedingungen für die Vermehrung von Pilzen herrschen: feuchtwarmes Klima. Meist bildet sich Fußpilz, manchmal »fangen« sich die Besucher jedoch auch Pilzerkrankungen an Händen und Geschlechtsteilen ein.

Rezeptur und Therapievorschlag

Die Bekämpfung von Hautpilzen ähnelt der Behandlung von Fußpilz (siehe Seite 40f.), aber es gibt einige spezifische Unterschiede:
▶ Sind bei Hautpilz zugleich die Nägel befallen, dann rühren Sie noch 30 Gramm Silizium in 200 Milliliter Weizengrassaft ein.
▶ Bei Pilzbefall der Kopfhaut sollten Sie den 200 Milliliter Weizengrassaft 3 Milliliter Teebaumöl hinzufügen.

Dermatophyten nennt man die krank machenden Pilze, die sich gerne auf der menschlichen Haut tummeln und auch Hand- und Fußnägel befallen. Sie sind zwar nicht lebensgefährlich, können aber sehr unangenehm sein.

Teebaumöl wirkt antiseptisch, antibakteriell und antimykotisch. Es verstärkt die Wirkung des Weizengrassaftes bei Pilzbefall der Kopfhaut.

Prostataleiden

Kurzdefinition

Unter Prostataleiden versteht man Anomalien der Vorsteherdrüse. Meist handelt es sich um Vergrößerungen der Drüse, manchmal aber auch um Entzündungen. Prostatakrebs ist eine der häufigsten Krebsursachen bei Männern über 50 Jahre.

Rezeptur und Therapievorschlag

▶ Zubereitung: Mischen Sie 20 Milliliter Kürbiskernöl und 10 Milliliter Blütenpollenöl mit 8 Milliliter Lösungsvermittler in 200 Milliliter Weizengrassaft. Diese Tagesration sollte etwa 3 Monate lang täglich eingenommen werden.

Diese Therapie bremst wirksam Vergrößerungen der Prostatadrüse und lässt auch Entzündungen abklingen. Zugleich wird die Vitalität des Patienten enorm gesteigert.

Durch Anwendung dieser Rezeptur konnten schon viele Prostataoperationen vermieden werden.

Körper und Seele bilden eine Einheit. Hat jemand ein großes psychisches Problem, dann wird sich dies in einer körperlichen Erkrankung äußern. Die entspannende Wirkung von Weizengrassaft kann bei beiden Aspekten helfen.

Psychosomatische Störungen

Kurzdefinition

Hierunter versteht man körperliche Krankheitszeichen, die psychische Ursachen haben.

Rezeptur und Therapievorschlag

▶ Zubereitung: Kochen Sie 30 Gramm Lavendel, 80 Gramm Muskatellersalbei, 60 Gramm Melisse, 30 Gramm Kamille in 2 Liter Wasser auf kleiner Flamme. Dann durch ein Sieb geben. In die Flüssigkeit werden danach 40 Milliliter Tangerineöl mit einem Mixer gemischt.

Ohne Lösungsvermittler, der Öl mit Wasser binden könnte, müssen Sie etwa 5 Minuten mixen, um eine stabile Emulsion zu bekommen. Von dieser Emulsion nehmen Sie bei Bedarf jeweils 15 Milliliter und verrühren darin 30 Milliliter Weizengrassaft. Die so entstehenden 45 Milliliter sind Ihre tägliche Dosis.

Rachitis

Kurzdefinition

Rachitis ist eine durch Vitamin-D-Mangel verursachte Krankheit, bei der die Knochen zu wenig Kalk binden. Die Knochen bleiben weich, verbiegen sich unter der Last des Körpers und brechen sehr leicht. Lange Jahre galt Rachitis als typische Nachkriegs- und Mangelernährungskrankheit; in den letzten Jahren kommt Rachitis durch denaturierte Nahrung und langjährige Fehlernährung besonders von Kindern wieder etwas häufiger vor.

Rezeptur und Therapievorschlag

Frisch gepresster Weizengrassaft ist ideal zur Bekämpfung dieses Leidens. Hier ist auch eine Überdosierung von Vitamin D, was bei üblichen Vitaminkuren häufig passiert, ausgeschlossen. Steigern Sie die Erfolge der Weizengrassaft-Therapie, indem Sie unter 200 Milliliter Weizengrassaft noch 5 Milliliter Haifischknorpelpulver und 3 Milliliter Trinkgelatinepulver rühren.

Typische Hundeleiden vermeiden

Mit diesem Weizengrassaft-Drink können Sie Leiden am Hüftgelenk Ihres Hundes vorbeugen. Bei manchen Hunderassen, die zuchttypische Hüftgelenkleiden haben, können Sie diese Mischung in das Futter geben. Dies gilt vor allem für Schäferhunde, einige französische Hirtenhundrassen und Retrieverhunde.

Durch schlechte Ernährung tritt Rachitis wieder vermehrt in Erscheinung, obwohl man glaubte, mit dem Ende der Nachkriegszeit und der besseren Ernährung diese Krankheit besiegt zu haben.

Rheumatische Erkrankungen

Kurzdefinition

Die Erkrankungen des rheumatischen Formenkreises umfassen eine Vielzahl von schmerzhaften Leiden des Stütz- und Bewegungsapparats. Hierzu zählen entzündliche und degenerative Krankheiten wie Arthritis, Arthrose, rheumatische Fieber, Gicht u. v. a. m. Aber auch Muskeln und Bindegewebe können rheumatisch erkranken wie z. B. bei der Fibromyalgie. Keineswegs alle rheumaähnlichen Schmerzen haben etwas mit Rheuma zu tun. Viele Beschwerden entstehen beispielsweise durch Bandscheibenschäden oder durch Haltungsprobleme. Unter Rheumatoiden versteht man rheumaähnliche Gelenkschwellungen, die nach Scharlach, Lungenentzündung, Ruhr, Tripper und anderen Leiden auftreten. Diese Schwellungen klingen wieder ab, wenn die zugrunde liegenden Krankheiten geheilt sind.

> Die Erkrankungen des rheumatischen Formenkreises sind vielfältig. Kaum ein Krankheitsbild gleicht dem anderen. Trotzdem verursachen alle Varianten große Schmerzen. Diese können Sie mit Weizengrassaft lindern.

Der große Markt der Rheumamittel

Die oft gehörte Aussage der Schulmedizin, Rheumatismus sei nicht heilbar, ist blanker Unsinn. Es gibt erwiesene Fälle von schwerem Gelenkrheumatismus, die mit den Rezepturen dieses Ratgebers völlig ausgeheilt wurden. Trotz der angeblichen Nichtheilbarkeit lässt sich mit Rheuma viel Geld verdienen: Jährlich werden Rheumamittel für mehrere Milliarden DM verkauft.

Grundsätzlich gilt für jede Rheumabehandlung mit Weizengrassaft-Rezepturen: Vermeiden Sie strikt den Konsum von Schweinefleisch, Nikotin und Alkohol, sonst ist jeder Heilerfolg ausgeschlossen.

Rezeptur und Therapievorschlag

Haben sich rheumatische Schmerzen bereits in den Gelenken festgesetzt, ohne dass sie von Allergien ausgelöst werden, dann müssen Sie nach einwöchiger Einnahme der Testrezeptur (siehe Kasten Seite 63) mit dem Grapefruitkernöl auf folgende Mixtur zurückgreifen.

Testrezeptur

Oft sind Allergien die Auslöser der rheumatischen Schmerzen. Testen Sie deshalb vor einer Therapie mit Weizengrassaft, ob in Ihrem Fall nicht auch Allergien der Auslösefaktor sein können. Diesen Test können Sie leicht selbst durchführen:

▶ Fügen Sie 3 Tropfen Grapefruitkernöl, 3 Tropfen Propolistinktur und 2 Tropfen Lösungsvermittler in Ihren täglichen Weizengrassafttrunk.

▶ Achten Sie nun genau auf die Reaktionen Ihres Körpers innerhalb einer Woche.

▶ Waren Allergien der Auslöser der rheumatischen Beschwerden, dann verschwinden die Schmerzen des Rheumatismus in sehr vielen Fällen während dieser Woche ganz.

▶ In diesem Fall brauchen Sie nur Ihren Weizengrassaft-Trunk weiter zu konsumieren, um ein Wiederauftreten der Schmerzen zu vermeiden.

▶ Rezeptur mit Honig

Aus der Karibik kommt die mit ätherischen Ölen versehene Honigsorte Aromel R (R steht für Rheuma). Steht Ihnen diese Honigsorte zur Verfügung, dann sollten Sie den Honig in auf 35 °C erhitztem Weizengrassaft auflösen und trinken.

▶ Steht Ihnen dieser Honig nicht zur Verfügung, dann verfahren Sie folgendermaßen: Erwärmen Sie 200 Milliliter Weizengrassaft auf 35 °C. Lösen Sie im warmen Weizengrassaft 15 Gramm Rosmarinhonig, 1 Milliliter Bayöl, 3 Milliliter Wacholderöl, 2 Milliliter Wintergreenöl und 5 Milliliter Lösungsvermittler auf.

▶ Dies ist Ihre Tagesration, die Sie nach Belieben über den Tag verteilen können. Sie sollten Jedoch die Flüssigkeit zur optimalen Wirkung immer wieder auf 35 °C erwärmen. Eine elektrische Babyflasche ist hier ein praktisches Hilfsmittel.

▶ Zu diesem Trunk sollten Sie noch spezielle Badezusätze und Lotionen benutzen, die es mit Weizengrassaft gegen Rheuma gibt. Die Herstellung dieser Lotionen erfahren Sie im letzten Kapitel dieses Ratgebers (siehe Seite 85).

Mit Honig können Sie eine ganz besonders wirksame Rheumarezeptur zubereiten. Zusätzlich empfehlen sich Rheumabäder mit speziellen Badeölen.

Amalgam als Krankheitsursache

Bei den Behandlungen rheumatischer Erkrankungen in Naturheilkliniken in der Karibik gab es monatelang nur Misserfolge. Gewissenhaft suchte man nach Ursachen, warum die Rezepturen bei einigen Patienten keinen oder nur sehr geringen Erfolg brachten, während doch bei anderen Patienten schon nach 14 Tagen eine signifikante Besserung eintrat.

Nach langer Suche wurde man fündig: Bei Patienten mit Zahnfüllungen aus Amalgam wirkte Weizengrassaft kaum. Patienten ohne Amalgamfüllungen verzeichneten dagegen schnelle Heilungserfolge.

Amalgam steht im Verdacht, Rheuma hervorzurufen oder zu begünstigen. Hier sind die Untersuchungen aber noch nicht endgültig abgeschlossen.

Gurgeln mit Weizengrassaft

Sobald die Patienten mit Amalgamfüllungen zusätzlich Gurgelwasser aus Weizengrassaft (siehe Seite 23) benutzten, verminderten sich ihre Rheumabeschwerden in gleichem Maße wie bei den anderen Patienten. Bitte beachten Sie auch, dass bei Gelenkrheumatismus dreimal pro Woche das Gel für Rheuma benutzt werden muss. Die Herstellung dieses speziellen Gels erfahren Sie im Kapitel »Körperpflege mit Weizengrassaft« (siehe Seite 84).

Sonnenkraftbrot bei rheumatischen Erkrankungen

Rheumatiker sollten auf alle Brote aus weißem denaturiertem Mehl verzichten, da dieses Mehl stets neue Bindegewebsentzündungen des Stützapparates und damit die typischen Rheumaschmerzen hervorruft. Die Druiden um Stonehenge kannten schon eine Brotart, die ein wirklicher Gesundbrunnen ist: das Sonnenkraftbrot.

Gesundheit zum Essen

Weizengrassaft und Sonnenkraftbrot waren die gesunde Basis der Ernährung unserer frühesten Vorfahren. Es kann ein wirklicher Gaumengenuss sein, gesund zu essen.

Rezept für Sonnenkraftbrot

▶ Weichen Sie 5 Tassen Ihrer Weizenkörner 36 Stunden lang in Weizengrassaft ein.

▶ Sodann drehen Sie die eingeweichten Körner durch einen Fleischwolf.

▶ Vermischen Sie die gewonnene Masse mit 1 Messerspitze Kümmel, 1 Messerspitze fein gemahlenem Majoran und 1 Messerspitze fein gemahlenem Thymian.

▶ Formen Sie aus der Masse kleine Fladen, und legen Sie diese auf ein vorgefettetes Kuchenblech.

▶ Stellen Sie das Kuchenblech mit den Fladen an einen sonnigen Platz.

▶ Sobald eine Seite der Fladen trocken ist, müssen Sie die Fladen wenden.

▶ Insgesamt müssen die Fladen mindestens 30 Stunden der Sonne ausgesetzt sein.

▶ Falls Sie über eine Bräunungslampe verfügen, können Sie diese hier sinnvoll einsetzen. Das Körperbräunen mit derartigen Lampen ist mehrheitlich gesundheitsschädlich, die Herstellung von Sonnenkraftbrot jedoch gesundheitsfördernd. Legen Sie die Fladen einfach unter die Bräunungslampe.

▶ Sobald die Fladen getrocknet sind, können sie verzehrt werden. Es ist nicht nötig, die Fladen zu backen!

▶ Es gibt zahlreiche Variationsmöglichkeiten, dieses Rezept nach Ihrem persönlichen Geschmack zu variieren.

▶ Im Baskenland an der Grenze zwischen Frankreich und Spanien mischt man noch Lavendelhonig unter den Teig.

▶ In Schottland ist es üblich, die Weizenkörner durch eine Weizen-Linsen-Mischung zu ersetzen (2,5 Tassen Weizenkörner, 2,5 Tassen Linsen). Diese Mischung wird wie üblich eingeweicht.

▶ In sehr vielen Gegenden verfeinert man dieses Brot, indem man es mit Kressemus bestreicht oder frische Kresse über das Brot streut.

▶ Scheuen Sie sich nicht, Ihre ganz persönliche Lieblingsvariante zu entwickeln. Alle Gewürze stehen Ihnen dafür zur Verfügung.

▶ Sonnenkraftbrot schmeckt am besten, wenn Sie es zusammen mit frischem Rohkostgemüse verzehren. Wählen Sie auch hier Ihre persönliche Lieblingsvariante.

Probieren Sie einmal nebenstehendes Rezept für Sonnenkraftbrot. Es ist einfach, sich Gesundheit zum Essen selbst zu machen.

Rückenschmerzen

Kurzdefinition

Rückenschmerzen sind u. a. die schmerzhafte Folge einer Kontraktion der Rückenmuskulatur nach längerer, falscher Belastung. Die häufigste Ursache sind Verschleißerscheinungen an den Gelenken der Wirbelkörper oder der Bandscheiben. Rückenschmerzen können jedoch auch die Symptome anderer Erkrankungen sein, beispielsweise der vegetativen Dystonie oder Menstruationsbeschwerden.

Rezeptur und Therapievorschlag

Rückenschmerzen, die auf Knorpelverschleiß zurückgehen, lassen sich am besten mit folgendem Weizengrassaft-Trunk behandeln.

▶ Zubereitung: In 200 Milliliter Weizengrassaft werden 30 Gramm Haifischknorpelpulver, 3 Gramm Trinkgelatine und 3 Milliliter Tangerineöl beigemengt. Ist die Masse zu dickflüssig, fügen Sie etwas mehr Weizengrassaft hinzu.

Zu viel Säure im Körper verursacht steife Muskeln und eine Neigung zur Verkrampfung, dabei können Nerven eingeklemmt werden. Neben ausreichender Gymnastik und körperlicher Bewegung sind vor allem eine säurearme Ernährung und regelmäßiges Trinken von Weizengrassaft empfehlenswert.

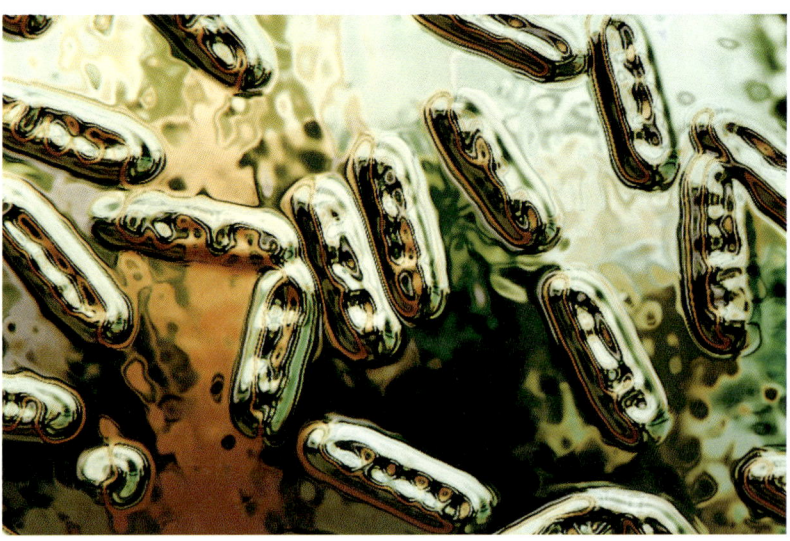

Die Mikroskopaufnahme zeigt die Struktur der Salmonellen in 8000facher Vergrößerung.

Salmonelleninfektionen

Kurzdefinition

Zur Gattung der Salmonellenbakterien zählt man neben den Erregern von Typhus und Paratyphus über 1000 unterschiedliche Bakterientypen, die bei Mensch und Tier infektiöse Darmentzündungen hervorrufen. Der Versuch, infizierte Lebensmittel oder Getränke durch kurzzeitiges Erhitzen ungefährlich zu machen, gelingt leider nur teilweise.

Rezeptur und Therapievorschlag

Insbesondere bei Tiefkühlkost und leicht verderblichen Lebensmitteln hat sich eine Weizengrassaft-Rezeptur bewährt, die den Lebensmitteln zugefügt oder von den Erkrankten eingenommen werden kann.
▶ Zubereitung: 200 Milliliter frisch gepresster Weizengrassaft werden mit 5 Milliliter Lösungsvermittler, 8 Milliliter Propolistinktur, 4 Milliliter Teebaumöl sowie 2 Milliliter Grapefruitkernöl vermischt.
Es ist darauf hinzuweisen, dass eine Salmonelleninfektion besonders für ältere Menschen, deren Abwehrkräfte schon etwas geschwächt sind, lebensgefährlich ist. Regelmäßige Einnahme von Weizengrassaft kann vor dieser Infektion schützen.

Gefahrenquelle Tiefkühlgeflügel

Die Hauptursache bei Salmonelleninfektionen ist tiefgefrorenes Geflügel. Um das Verkaufsgewicht der Tiere zu vergrößern, werden die Hähnchen, Hühner und anderes Geflügel mit Wasser gefüllt und dann gefroren. Durch dieses Praxis werden Salmonellen in Geflügel verarbeitenden Betrieben oftmals regelrecht gezüchtet.
Mit nur einer kleinen Menge Weizengrassaft-Mixtur beim Einfrieren könnten sich die Salmonellen überhaupt nicht bilden. Es empfiehlt sich deshalb, Tiefkühlgeflügel nach dem Auftauen mit der Weizengrassaft-Mixtur zu bestreichen und erst nach einer Stunde weiterzuverarbeiten.

Tiefkühlgeflügel ist manchmal salmonellenverseucht. Bevorzugen Sie daher lieber frische Ware. Auch Eier sind immer wieder der Ausgang von Salmonelleninfektionen. Verzichten Sie daher auf Eier aus Legebatterien, und achten Sie – besonders im Sommer – darauf, dass Sie nur wirklich frische Eier verzehren.

Schilddrüsenstörungen

Kurzdefinition

In der Schilddrüse zwischen Luftröhre und Kehlkopf wird das Hormon Thyroxin produziert. Hierzu wird ausreichend Jod benötigt. Thyroxin steigert den Stoffwechsel und fördert das Wachstum. Bei Schilddrüsenstörungen wird zu viel oder zu wenig Thyroxin produziert. In Jodmangelgebieten leiden viele Menschen unter dem bekannten Kropf.

Die Schilddrüse bildet mit Zwischenhirn, Hypophyse und Nebennieren einen eigenen Funktionskreis. Eine angeborene Unterfunktion der Schilddrüse kann u. a. zu Zwergwuchs führen. Eine schwere Erkrankung mit einer Schilddrüsenüberfunktion ist die Basedow-Krankheit. Schilddrüsenbehandlungen dürfen auf jeden Fall nur unter ärztlicher Aufsicht durchgeführt werden.

> Schilddrüsenerkrankungen und Jodmangel hängen zusammen. Verwenden Sie deshalb in der Küche ausschließlich jodiertes Speisesalz.

Rezeptur und Therapievorschlag

▶ Zubereitung: Die im Herbst gesammelten Eicheln der Stileiche werden getrocknet und zu Pulver zermahlen. Hiervon nehmen Sie 1 Gramm auf 200 Milliliter Weizengrassaft. Nun fügen Sie noch 4 Milliliter Wolfsfußauszug hinzu. Wenn Sie nicht die Pflanze selbst sammeln und den Auszug herstellen können, dann erhalten Sie alkoholische Wolfsfußauszüge auch in Ihrer Apotheke.

Hier ist Geduld vonnöten

Störungen der Schilddrüse lassen sich nur sehr langfristig behandeln. Die Behandlung strapaziert Ihre Geduld ziemlich: Für den dauerhaften Erfolg mit der hier angeführten Rezeptur aus Weizengrassaft, Eichelmehl und Wolfsfuß benötigt man durchschnittlich vier Monate. Diese vollkommen natürliche Behandlung ist völlig nebenwirkungsfrei und greift nicht wie Medikamente in den Hormonhaushalt ein.

Die oben angeführte Rezeptur vermag nicht nur die Schilddrüsenstörung zu beheben, sondern bildet auch den Kropf zurück.

Soor

Kurzdefinition

Soor heißt eine durch Pilzbefall (Candida albicans) hervorgerufene Schleimhautinfektion, vornehmlich im Mund. Manchmal breitet sich Soor weiter auf Lippen, Zunge sowie Gaumen aus und bildet einen grauweißen, fleckigen Belag. Soor kann von der Mundhöhle sogar auf die Speiseröhre übergreifen. Verschleppt sich Soor gar bis ins Gehirn und in die Nieren, dann besteht Lebensgefahr. Auch die Harnröhre, die Scheide und die Blase können von Soor befallen werden. Soor tritt vor allem bei geschwächtem Abwehrsystem auf.

Rezeptur und Therapievorschlag

Soor wird mit der Rezeptur behandelt, die Sie im Kapitel »Darmbeschwerden« (siehe Seite 30) finden. Bei Soor in der Scheide, Blase und Harnröhre sollten Sie auf die Rezepturen des Kapitels »Körperpflege mit Weizengrassaft« (siehe Seite 84) zurückgreifen.

Thrombosen

Kurzdefinition

Thrombosen sind Blutpfropfe in einem Blutgefäß, die eine Verengung oder gar den kompletten Verschluss des Gefäßes zur Folge haben.

Rezeptur und Therapievorschlag

Weizengrassaft wirkt der Thrombosebildung stark entgegen: Die blutreinigende und -normalisierende Wirkung des Weizengrassaftes ist die Grundlage der Heilwirkung. Bei Thrombosen empfiehlt sich der Einsatz hoher Dosen Knoblauchöl, kombiniert mit Weizengrassaft. In tibetischen Klöstern wird nachfolgende Rezeptur eingesetzt.

Knoblauchöl wirkt in Verbindung mit Weizengrassaft blutverdünnend. Hiermit können Sie Thrombosen vorbeugen.

▶ Zubereitung: 200 Milliliter Weizengrassaft werden mit 5 Milliliter Knoblauchöl (durch Pressung gewonnen) sowie mit 3 Milliliter Niembaumöl vermischt. Die Rezeptur wird 3 Monate lang eingenommen.

Wann der Knoblauchgeruch entsteht

Der gefürchtete Knoblauchgeruch stammt von einem Stoff in den Zehen, der erst durch Anschneiden oder zerquetschen (durch ein Enzym) zum »stinken« gebracht wird. Diese Substanz ist eine der heilsamen Stoffe des Knoblauchs. Solange Sie also nach Knoblauch riechen, erfolgt in Ihrem Körper ein gesundheitlich positiver Prozess, den Sie nicht unterbinden sollten. Daher können Sie auch ruhig die weit verbreiteten und angeblich geruchlosen Knoblauchkapseln vermeiden.

Knoblauch ist ein mächtiges Heilmittel für das Blut. In Kombination mit Weizengrassaft steht Ihnen hiermit eine starke Waffe zur Verfügung.

Trigeminusneuralgie

Kurzdefinition

Unter einer Trigeminusneuralgie versteht man schlagartig einsetzende, sehr starke Schmerzanfälle im Gesicht. Die Schmerzen stammen aus den Ästen des Nervs Trigeminus. Die Schulmedizin hilft bei Trigeminusneuralgie u. a. chirurgisch, indem die Nervenenden des Trigeminus durchtrennt werden.

Rezeptur und Therapievorschlag

Eine alternative Behandlung der Indios auf Yucatan basiert auf dieser Rezeptur: 200 Milliliter Weizengrassaft werden mit 10 Milliliter Tangerineöl verrührt. Zum besseren Emulgieren des Öls können Sie 2 Milliliter Lösungsvermittler hinzufügen. In amerikanischen Naturheilkliniken konnten bei über 70 Prozent aller Trigeminusneuralgien und bei Migräne die Schmerzen wesentlich gelindert werden. Aus europäischen Kliniken liegen dagegen bislang kaum wissenschaftliche Ergebnisse über die genannte Heilstoffkombination vor.

Natürliches Schmerzmittel Tangerineöl

Diese Rezeptur aus Weizengrassaft und Tangerineöl stammt aus dem mittelamerikanischen Staat Belize, wo eine von Jahr zu Jahr wachsende Datenbank über Heilpflanzen des tropischen Regenwalds erstellt wird. Leider werden die hier gesammelten Kenntnisse noch viel zu wenig genutzt. Erste Pharmafirmen überprüfen neuerdings diese Kombinationsrezepturen. Die wissenschaftlich gesicherten Erkenntnisse über den Einsatz von Weizengrassaft mit Tangerineöl stehen jedoch auch hier noch am Anfang. Als eine der ersten gesicherten Kenntnisse wurde die Wirkstoffkombination als nebenwirkungsfreies Schmerzmittel mit positiver Auswirkung auf die Psyche des Betreffenden – was bei Trigeminusneuralgie von größter Bedeutung ist – erkannt.

Warzen

Kurzdefinition

Warzen sind vorwiegend gutartige, infektiöse, durch Viren hervorgerufene Neubildungen der Haut in vielen Formen und Körperbereichen. Warzen treten meist in gehäufter Anzahl auf.

Rezeptur und Therapievorschlag

Alle Warzen lassen sich durch Kompressen mit folgender Tinktur behandeln:
▶ Zubereitung: 50 Milliliter Weizengrassaft werden mit 10 Milliliter Propolisextrakt, 3 Milliliter Wintergreenöl, 6 Milliliter Teebaumöl, 6 Milliliter Grapefruitkernöl, 4 Milliliter Ringelblumenöl, 2 Milliliter Niembaumöl und 8 Milliliter Lösungsvermittler verrührt.
Die Kompressen sollten mindestens 2 Stunden lang aufliegen, damit die Warzen aufgeweicht werden. Am intensivsten wirkt die Behandlung, wenn die Kompressen während der ganzen Nacht einwirken können. Diese Rezeptur eignet sich auch bei Hühneraugen.

Der tropische Regenwald bietet den Menschen noch viele Geheimnisse und neue Heilpflanzen. Erst langsam schreitet hier die pharmazeutische Forschung voran.

Wassersucht

Kurzdefinition

Wassersucht nennt man die übermäßige Ansammlung von Flüssigkeit im Körpergewebe. Meist geht dieser Flüssigkeitsstau auf Erkrankungen von Herz, Nieren und Blutgefäßen zurück, in seltenen Fällen auch auf Erkrankungen der Leber. Die Flüssigkeitsansammlungen bilden sich vornehmlich in den Armen, Beinen, im Bauchraum und Gesicht.

Rezeptur und Therapievorschlag

Bei Wassersucht ist die regelmäßige Einnahme von Weizengrassaft ideal, weil hierdurch die Organe gestärkt werden, die durch ihre Unterfunktion den Wasserstau verursachen. Sie können Weizengrassaft pur gegen Wassersucht einsetzen oder durch Zugabe anderer Pflanzenerzeugnisse optimieren (siehe dazu auch »Ödeme« Seite 58).
Die folgende Rezeptur bewährte sich bei russischen Soldaten im Zweiten Weltkrieg, um dem Wasserstau in den Beinen entgegenzuwirken.
▶ Zubereitung: In 200 Milliliter Weizengrassaft werden 3 Milliliter Fenchelöl, 3 Milliliter Wacholderbeeröl, 2 Milliliter Kümmelöl und 20 Milliliter Zwiebelpresssaft gemischt. Diese Tagesration wird auf den ganzen Tag verteilt. Bei dieser Dosierung werden selbst lange Fußmärsche auch für ältere Menschen wieder durchführbar.

Weizengrassaft hat sich schon bei Soldaten im Krieg bewährt. Aber auch im zivilen Bereich hilft der Saft beim Abbau von Wasser im Gewebe.

Ein Rezept aus der Provence

In der Provence kennt man eine sehr wirksame Variation dieses Rezeptes: 200 Milliliter Weizengrassaft werden mit 30 Milliliter Artischockensaft, 4 Milliliter Wacholderbeeröl, 1 Milliliter Zitronenöl, 2 Milliliter Lavendelöl, 3 Milliliter Majoranöl, 6 Milliliter Knoblauchöl sowie 5 Milliliter Lösungsvermittler vermischt.
Die Menschen der Provence verwenden vornehmlich Olivenöl für ihre Salate und Speisen. Die zahlreichen ungesättigten Fettsäuren des Olivenöls steigern die Heilwirkung dieses Rezeptes um ein Vielfaches.

Zellulite

Kurzdefinition

Zellulite ist eine Erkrankung des Unterhautfett- und Bindegewebes, verursacht durch Stoffwechselstörungen und Erschlaffung des Bindegewebes. Zellulite tritt vornehmlich an Hüften, Oberschenkeln und Oberarmen – meist bei Frauen – auf. Dieses Leiden wird durch Umstellungen im Hormonhaushalt der Frau – beispielsweise Schwangerschaft oder Wechseljahre – und Übergewicht begünstigt.

Heilmittel Jujube

In der gesamten Phytotherapie gibt es nur einen einzigen Wirkstoff, der – klinisch bewiesen – in der Lage ist, erschlafftes Bindegewebe wieder zu straffen. Dies ist die Voraussetzung dafür, bestehende Zellulite wieder rückgängig zu machen. Dieser Wirkstoff ist der Extrakt der Jujubenuss. In Europa ist Jujube weitgehend unbekannt, in der Karibik und in weiten Teilen Amazoniens ist Jujube ein so verbreitetes Hausmittel wie hier zu Lande die Kamille.

Die Schönheitsfarm des St.-James-Clubs im karibischen Inselstaat Antigua ist durch ihre erfolgreichen Zellulitebehandlungen berühmt. Leider sind die Preise nicht weniger berühmt bzw. gefürchtet: 8 000 US-Dollar pro Woche – aber ohne Unterkunft und Verpflegung.

Sie haben die Wahl: Teure Schönheitsfarm oder preiswerter Weizengrassaft? Die Ergebnisse können sehr wohl die gleichen sein.

Rezeptur und Therapievorschlag

▶ Zubereitung: Verrühren Sie 200 Milliliter Weizengrassaft mit 6 Milliliter Jujubeextrakt, 6 Milliliter Papayaextrakt, 3 Milliliter Mangoextrakt, 10 Milliliter Aloe-vera-Extrakt, 1 Gramm Silizium sowie 15 Gramm Haifischknorpelpulver. Dies ist die richtige Tagesration.

Diese Rezeptur mindert Zellulite entscheidend, wenn sie mindestens 3 Wochen lang täglich durchgeführt wird. Die Kombination Weizengrassaft und Jujubeextrakt reduziert entscheidend die für Zellulite typische Zelldeformierung.

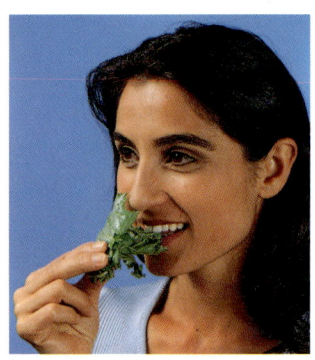

Gesunde Nahrung für Körper, Geist und Seele.

Nicht nur als Saft fördert Weizengras Ihre Gesundheit – Sie können auch die Sprossen des Weizengrases nutzen, z. B. für schmackhafte Salate.

Essen Sie sich gesund

Vielfalt statt Wiederholung

Gesunde Ernährung besteht niemals aus nur einem Nahrungsmittel, sondern immer aus der gesunden Vielfalt. Um sich gesund zu essen, müssen alle Nahrungsmittel einen gesundheitsfördernden oder – wie Weizengrassaft – sogar heilenden Charakter haben.

Der Mensch ist, was er isst

Paracelsus prägte den entscheidenden Satz für gesunde Ernährung: »Der Mensch ist, was er isst.« Durch denaturierte und oft mit Schadstoffen belastete Nahrung ist gesunde Ernährung heute zu einer zentralen Überlebensfrage des Einzelnen geworden. Wer nicht genau aufpasst, nimmt tagtäglich zahlreiche Giftstoffe mit der Nahrung auf. Dennoch schrecken viele Menschen vor gesunder Kost zurück. Ein weit verbreitetes Vorurteil lautet: Gesunde Nahrungsmittel sehen weniger attraktiv aus und schmecken nicht so gut wie die auf Hochglanz polierten Nahrungsmittel der Lebensmittelindustrie.

Kulinarischer Genuss

Gerade Weizensprossen und Weizengrassaft, aber auch andere Körner und Sprossen sind ideal für kulinarische Köstlichkeiten. Dieses Kapitel vermittelt Ihnen einen Einstieg in diese gesunde und wohlschmeckende Genusswelt. Auf den folgenden Seiten finden Sie zahlreiche Rezepte – für den kleinen Hunger zwischendurch ebenso wie für eine große Mahlzeit. Sowohl die Herstellung als auch die Zutaten sind durchwegs sehr preiswert.

Frische Nahrungsmittel unterstützen Ihre Gesundheit. Um diese Wirkung nicht aufzuheben, verzichten Sie bitte auf herkömmliche Salatdressings, und übernehmen Sie die Sauce dieses Ratgebers.

Salatdressing mit Weizengrassaft

Zutaten

▶ 4 EL geriebener Parmesan

▶ 6 EL kaltgepresstes Olivenöl

▶ 1 Prise jodiertes Salz

▶ 1 Messerspitze frisch gemahlener bunter Pfeffer

▶ 1 Messerspitze gemahlener Thymian

▶ 2 klein gehackte Knoblauchzehen

▶ 1 EL Apfelessig

▶ 3 EL Weizengrassaft

▶ 1 EL trockener Weißwein

Zubereitung

Rühren Sie den Parmesan in dem Olivenöl glatt. Fügen Sie zuerst Salz, Pfeffer und Thymian hinzu, sodann den Knoblauch. Apfelessig und Weizengrassaft kommen zugleich ins Öl, zum Schluss der Weißwein. Die Mischung mit einem Rührgerät 90 Sekunden verquirlen. (Diese Sauce kann zum besseren Emulgieren mit einem elektrischen Rührgerät geschlagen werden. Wenn Sie mit der Hand rühren, dann sollten Sie noch 1 Esslöffel Sahne zufügen, denn Sahne ist ein guter und natürlicher Emulgator.)

Ernährung bietet Ihnen ein wirksames Instrument, Ihren Gesundheitszustand direkt und gezielt zu beeinflussen. Lassen Sie sich die Nahrung nicht von anderen Menschen oder durch bloße Gewohnheit vorschreiben, sondern gestalten Sie Ihren Speiseplan bewusst.

Ernährung als Therapie

▶ Mit einer bewussten Ernährung können Sie Ihren körperlichen und psychischen Gesundheitszustand wesentlich beeinflussen.

▶ Richtige Ernährung verbindet zwei zentrale Aspekte des Lebens: Genuss und gesunde Wirkung.

▶ Ernährung muss zuallererst Lust und Genuss vermitteln.

▶ Ernährung zeigt immer und unmittelbar Wirkung: Sie werden dicker oder dünner, passiver oder aktiver usw.

▶ Nehmen Sie das Steuer Ihrer Ernährung aktiv und bewusst in die Hand: Essen Sie sich gesund.

▶ Weizengrassaft bietet sich hier als idealer Beitrag zum gesunden Speiseplan an.

Salat mit Weizensprossen

Zutaten

▶ 3 Tassen frisch geschnittene Weizengrassprossen

▶ 2 kleine, geriebene Radieschen

▶ 1/2 sehr klein gehackte Paprikaschote

▶ 2 geriebene Salatzwiebeln

▶ 2 TL Kressesprossen

▶ 1 Tasse ungewürzter, gedünsteter Naturreis

Zubereitung

Mengen Sie diese Salatzutaten in einer Schüssel gründlich durch. Dann geben Sie das Dressing mit Weizengrassaft (siehe Seite 75) hinzu und lassen den Salat gut durchziehen.

Dieser Salat ist besonders für Menschen mit Blutdruckproblemen geeignet. Zahlreiche Spitzensportler und Naturheilkliniken bauen diesen Salat mehr und mehr in ihre Speisepläne ein.

Mehr und mehr Spitzensportler haben den gesundheitlichen Wert von Weizengrassaft erkannt. Deshalb finden sich Gerichte mit diesem Gesundmacher immer häufiger auf ihren Speiseplänen.

Köstlicher Eintopf gegen ein hartnäckiges Leiden

Viele an vegetativer Dystonie (siehe Seite 34) Erkrankte können keinen Eintopf mehr essen, ohne heftige Leber- und Gallenblasenreaktionen zu erleiden. Zur unterstützenden Behandlung der vegetativen Dystonie gibt es jedoch einen köstlichen Eintopf mit Weizengrassaft, der selbst von empfindlichsten Organen sehr gut vertragen wird. Einmal ausprobiert und schon wird die ergänzende Mahlzeit schnell zu einem festen Bestandteil des persönlichen Speiseplans.

Das richtige Geschirr

Bei der Zubereitung dieses Eintopfs und bei jeder Herstellung gesundheitsfördernder Nahrung sollten Sie emailliertes Geschirr vermeiden. Bevorzugen Sie Glas oder Eisentöpfe. Verwenden Sie für Salate auch keine Schüsseln aus Kunststoff.

Eintopf mit Weizensprossen

Zutaten
- ▶ 6 EL Olivenöl
- ▶ 3 gewürfelte Freilandtomaten
- ▶ 3 große gehackte Gemüsezwiebeln
- ▶ 1 Tasse klein gehackte Paprika (rote und grüne)
- ▶ 1 Tasse sehr klein gehackter Brokkoli
- ▶ 1 Tasse Linsensprossen
- ▶ 1 Tasse Kichererbsen
- ▶ 1 Tasse geschnittene grüne Bohnen
- ▶ 3 Tassen Weizensprossen
- ▶ 1 Messerspitze Safran
- ▶ 1 Messerspitze gemahlene Nelken
- ▶ 1 Messerspitze Zimt
- ▶ 3 zerkleinerte Lorbeerblätter
- ▶ 3 Tassen angerührte Gemüsebrühe
- ▶ 3 Tassen Weizengrassaft
- ▶ 1 Tasse Rosinen
- ▶ 1 Tasse klein gehackte Walnüsse

Zubereitung

Dünsten Sie das Gemüse ohne die Weizensprossen in einem breiten Eisentopf mit dem Öl und etwas Wasser an. Heizen Sie zugleich den Backofen auf 120 °C vor.

Gießen Sie am Topfrand die Gemüsebrühe zu. Rühren Sie behutsam die Weizensprossen unter, und fügen Sie die Gewürze bei.

Jetzt soll der Eintopf einmal kurz aufkochen. Dann schieben Sie den Topf für 50 Minuten in den Backofen.

Nach dieser Zeit den Topf aus dem Backofen nehmen, den Weizengrassaft hinzugeben und verrühren.

Der Eintopf darf jetzt nicht mehr kochen, da sonst wertvolle Nährstoffe zerstört werden.

Ganz zum Schluss, wenn Sie den Eintopf auftragen, fügen Sie die Rosinen und Walnüsse zu.

Selbst bei sehr empfindlichen Menschen mit Leber- und Gallenblasenproblemen hat nebenstehendes Rezept für Eintopf großen Erfolg.

Variationen aus dem Himalaja

Sobald Sie das Grundrezept dieses Eintopfs richtig erprobt haben, fallen Ihnen bestimmt viele Variationen dazu ein. Die Grundrezeptur stammt – statt Brokkoli mit Chinakohl – vom Bergvolk der Hunzas im Himalaja, das wegen seiner guten Gesundheit berühmt war. Doch nicht nur die Hunzas verwenden Keime und Weizengrassaft seit Jahrtausenden. Heute kennt man in Europa auch Rezepturen von den Azteken bis zu den Navajo-Indianern.

Preiswerte Gesundheitsrezepte

Weizen- und andere Keime selbst anzubauen ist nicht nur intelligente, aufgeklärte und sicher wirksame Gesundheitsvorsorge, sondern auch ausgesprochen preiswert.

Fischfrikadellen gegen rheumatische Erkrankungen

Mit Recht raten Ärzte ihren Rheumapatienten, auf Hamburger und Frikadellen zu verzichten, bestehen die Bratlinge doch aus Zutaten, die den rheumatischen Zustand nicht verbessern, sondern meist verschlechtern. Genau das Gegenteil ist der Fall bei Fischfrikadellen nach folgendem Rezept. Diese Frikadellen fördern die Rheumabehandlung.

Fischfrikadellen mit Weizengrassaft

Zutaten
- ▶ 500 g Fischfilet
- ▶ 3 EL kaltgepresstes Olivenöl
- ▶ 4 sehr fein gehackte Gemüsezwiebeln
- ▶ 1 mittelgroße geriebene Karotte
- ▶ 2 Tassen Weizenkeimsprossen
- ▶ 2 EL Weizenschrot
- ▶ 1 TL geriebener Ingwer

Eintopf bietet Ihnen eine breite Palette von Variationsmöglichkeiten, die Sie ganz nach Ihrem Geschmack wählen können. Hier finden Sie zwei Vorschläge, wie im Himalja Weizengras zubereitet wird.

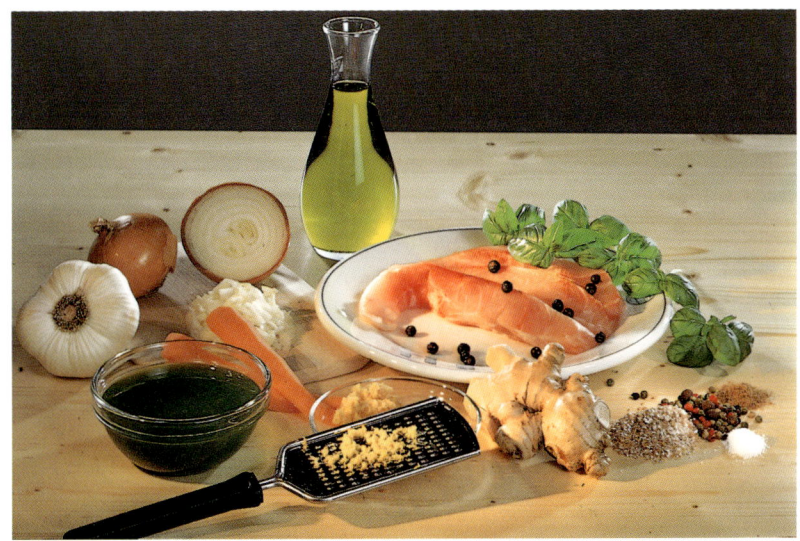

Eine Spezialität besonderer Art sind die Fischfrikadellen mit Weizengrassaft. Bei geeigneter Wahl der Zutaten können auch Rheumatiker ohne Reue geniessen.

▶ 1 Prise Salz
▶ 0,5 l Weizengrassaft
Zum Würzen des Weizengrassaftes:
▶ 3 gemahlene Wacholderbeeren
▶ 1 Messerspitze Koriander
▶ 1 Messerspitze Basilikum
▶ 1 Messerspitze Sassafras
▶ 1 gepresste Knoblauchzehe

Zubereitung

Dünsten Sie das Fischfilet sanft, und lassen Sie es wieder erkalten. Sodann dünsten Sie die gehackten Zwiebeln und die Karotte in dem heißen Olivenöl. Vermischen Sie in einer Glasschüssel Zwiebeln, Karotte, Fisch, Weizenkeimsprossen, Weizenschrot, Ingwer und Salz und formen aus der Masse kleine Scheiben.

Geben Sie die Würzmittel (Wacholderbeeren, Koriander, Basilikum, Sassafras, Knoblauch) in den Weizengrassaft.

Die Frikadellen werden in heißem Fett goldbraun gebacken und mit dem gewürzten Weizengrassaft abgeschwitzt. Die entstandene Sauce wird über die Kartoffeln als Beilage gegossen.

Verzichten Sie bei der Zubereitung Ihrer Frikadellen einmal auf die Zugabe von Hackfleisch und verwenden stattdessen zartes Fischfilet. Vermeiden Sie allerdings die Verwendung sogenannter Fettfische (Hering, Aal, Heilbutt).

Saucen mit Weizengrassaft

In Deutschland gibt es zwar zahlreiche Kochbücher für Diäten, spezielle Gesundheitskochbücher sind jedoch noch selten. Hinsichtlich der Schäden für die Gesundheit sind es oftmals die fetten und dicken Saucen, die einer gesunden Lebensführung entgegenstehen. Deshalb finden Sie hier die gebräuchlichsten Saucen aus Weizengrassaft. Nach eigenem Experimentieren werden Sie feststellen, dass diese Rezepte eine schmackhafte Alternative zum täglichen Sauceneinerlei bieten.

Das hier vorgestellte Grundrezept für eine helle Sauce können Sie nach Belieben variieren und ergänzen. Einige Vorschläge finden Sie auf diesen Seiten.

Helle Grundsauce

Zutaten
▶ 4 EL Olivenöl
▶ 30 g leicht ausgesiebtes Vollkornmehl
▶ 3/4 l Weizengrassaft
▶ 1 zerkleinertes Lorbeerblatt
▶ 1 Messerspitze Hefestreusalz
▶ 1 Prise Zucker
▶ 1 Schuss Sahne
▶ 5 Tropfen Zitronensaft

Zubereitung
Erhitzen Sie das Öl, und verrühren Sie darin das Mehl. Dann mit der Hälfte des Weizengrassaftes aufgießen. Unter ständigem Rühren bringen Sie die Masse zum Kochen, fügen die übrigen Zutaten sowie den Zitronensaft hinzu und schalten die Energiezufuhr ab. Nun rühren Sie die zweite Hälfte Weizengrassaft unter. Diese Grundsauce kann beliebig mit Kräutern und Gewürzen abgewandelt und veredelt werden.

Dillsauce

Zutaten (wie bei Grundsauce)
▶ 2 Bund Dill
▶ 8 Tropfen Zitronensaft

Zubereitung

Den Dill fein hacken und zur Grundsauce geben. Sodann den Zitronensaft dazu geben. Nachdem Sie den Dill zugefügt haben, darf die Sauce nicht noch einmal aufkochen.

Senfsauce

Zutaten (wie bei Grundsauce, aber ohne Zitronensaft)
▶ 2 EL mittelscharfer Senf
▶ etwas Apfeldicksaft
▶ 1 Spritzer Essig

Zubereitung

Den Senf zur Grundsauce geben. Sodann mit etwas Apfeldicksaft und dem Spritzer Essig abschmecken.

Paprikasauce

Zutaten (wie bei Grundsauce, aber ohne Zitronensaft)
▶ 1 TL edelsüßer Paprika
▶ 1 Prise scharfer Paprika
▶ 1 Eigelb

Zubereitung

Paprika in die Grundsauce geben und mit dem Eigelb legieren.

Curry-Mango-Sauce

Zutaten (wie bei Grundsauce)
▶ 1 EL Curry
▶ 2–3 EL Mangochutney

Zubereitung

Curry und gehacktes Mangochutney zur Grundsauce geben. 30 Minuten ziehen lassen und mit Zitronensaft abschmecken.

Senf, Paprika, Kapern oder Knoblauch – für (fast) jeden Geschmack ist etwas dabei. Ihr Geschmack und Ihre Vorlieben entscheiden dabei ganz allein.

Kapernsauce

Zutaten (wie bei Grundsauce)
- ▶ 1–2 EL Kapern
- ▶ 1 Eigelb

Zubereitung
Kapern zu der Grundsauce geben. Etwa 30 Minuten einziehen lassen und dann mit dem Eigelb legieren.

Knoblauchsauce

Zutaten (wie bei Grundsauce)
- ▶ 4 Knoblauchzehen
- ▶ Kräuter der Provence

Zubereitung
Die Knoblauchzehen schälen, zerdrücken und zur Grundsauce geben. Mit den Kräutern der Provence abschmecken.

Meerrettich und Apfel ergeben eine besonders würzige und verdauungsanregende Kombination mit der vorgestellten Grundsauce.

Meerrettichsauce

Zutaten (wie bei Grundsauce)
- ▶ 2 EL Meerrettich
- ▶ 1 geriebener Apfel

Zubereitung
Den geriebenen Meerrettich zur Grundsauce geben. Sauce mit geriebenem Apfel abschmecken.

Käsesauce

Zutaten (wie bei Grundsauce)
- ▶ 5 EL Parmesan
- ▶ 1 Schuss trockener Weißwein

Zubereitung

Den geriebenen Parmesan zur Grundsauce geben. Statt mit Zitronensaft sollte die Sauce mit dem Schuss trockenen Weißwein abgeschmeckt werden.

Champignonsauce

Zutaten
- 250 g frische Champignons
- Saft einer 1/2 Zitrone
- 300 g geriebene Zwiebeln
- 4 EL Olivenöl
- 1/2 l Weizengrassaft
- Salz
- Pfeffer
- 1 EL Hefeflocken
- 1 Schuss Weißwein
- 1/2 Becher saure Sahne
- Petersilie

Zubereitung

Die Champignons putzen, in dünne Scheiben schneiden und mit Zitronensaft beträufeln. Zusammen mit den geriebenen Zwiebeln im Olivenöl leicht andünsten. Dann die Hälfte des Weizengrassaftes hinzufügen. Salz, Pfeffer, Hefeflocken und saure Sahne sowie den Schuss Weißwein unterziehen und den restlichen Weizengrassaft dazugeben. Zum Schluss gehackte Petersilie darüber streuen.

Der neue Kochstil

Sicherlich erfordert Kochen mit Weizengrassaft und anderen Keimprodukten eine Umstellung der gewohnten Zubereitungsart. Es hat sich aber herausgestellt, dass diese Umstellung nur sehr kurzfristig ist. Schon bald wird es Ihnen selbstverständlich sein, auch auf diese Weise gesünder zu leben.

Der Umgang mit Weizengrassaft in der Küche ist zu Beginn vielleicht etwas ungewohnt. Aber schon bald ist er für Sie vertraute Routine. Ihre Gesundheit wird es Ihnen danken.

Körperpflege mit Weizengrassaft

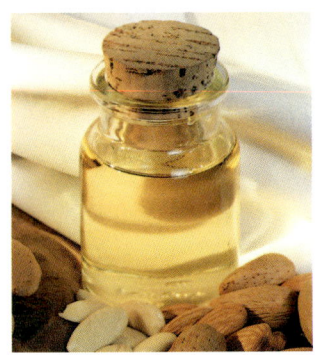

Seine sanft rückfettende Wirkung macht das echte Mandelöl zu einem hervorragenden Pflegemittel für Haut und Haare.

Die Kosten im Gesundheitswesen explodieren, die Beiträge für die Krankenkassen steigen und steigen. Reform folgt auf Reform, aber ein Ende der Kostenexplosion ist nicht in Sicht.

Weizengrassaft bietet Ihnen die Chance Ihrer ganz individuellen Kostensenkung im Gesundheitswesen. Alle Rezepturen sind preiswert, wenn nicht gar billig. Trotzdem erhalten Sie den höchsten gesundheitlichen Nutzen. Hier finden Sie eine Reihe von Vorschlägen, wie Sie Körperpflegeprodukte mit Weizengrassaft ohne allzu großen Aufwand selbst herstellen können.

Bei allen berechtigten Kostenüberlegungen steht hierbei immer die gesundheitliche Qualität des Produkts im Vordergrund. Frischprodukte aus und mit Weizengrassaft sind in der Regel den Industrieprodukten mit Konservierungsmitteln in ihrer Wirkung und Qualität deutlich überlegen.

Natürlich muss auch das Selbermachen der Produkte erst gelernt werden. Beginnen Sie mit den leichteren Rezepturen, später – wenn Sie schon Erfahrung bei der Produktion gesammelt haben – können Sie sich auch an die komplizierten Rezepturen heranwagen.

Im Badezimmer und bei der Kosmetik bietet Ihnen Weizengrassaft einen doppelten Vorteil: gesunde Wirkung bei geringen Kosten.

Badeöle

Badeöle sind nicht nur gesundheitsfördernd, sondern auch ausgesprochen teuer, wenn man Qualitätsansprüche stellt. Das Mandelöl ist als Grundstoff für Badezusätze wegen seines sehr geringen Eigengeruchs besonders geeignet.

Selbst zubereitete Badeöle sollten Sie nicht auf Vorrat produzieren, sondern sofort oder zumindest in Wochenfrist verwenden. Dann benötigen Sie keinerlei Konservierungsstoffe.

Rheumabad

▶ Zubereitung: Verrühren Sie 85 Milliliter Mandelöl mit 5 Milliliter Wacholderbeeröl, 5 Milliliter Eukalyptusöl, 5 Milliliter Rosmarinöl, 5 Milliliter Salbeiöl, 15 Milliliter Fluidlezithin BE, 10 Gramm Betain und 150 Milliliter Weizengrassaft; das Badeöl im Dunkeln aufbewahren. Dieses Badeöl fördert die Durchblutung und lindert bestehende Gelenk- und Muskelschmerzen ohne Nebenwirkungen. Da niemand zu lange im Badewasser liegen sollte, um die Schmerzen zu lindern, benötigen manche Rheumapatienten ein stärkeres Rheumagel.

Rheumagel

▶ Zubereitung: Sie benötigen jeweils 1 Milliliter Wacholderbeeröl, Eukalyptusöl, Rosmarinöl, Salbeiöl, 3 Milliliter Tangerineöl, 2 Milliliter Wintergreenöl, 5 Milliliter LV 41, 50 Milliliter Weizengrassaft und 2 Gramm Alginat HAT. Verrühren Sie die ätherischen Öle mit dem LV 41. Nun mischen Sie das Alginat bei. Achten Sie darauf, dass sich keine Klumpen bilden. Nun geben Sie den Weizengrassaft hinzu.
Variation: Mit der Zugabe von 5 Milliliter Arnikaöl können auch Entzündungen zum Abklingen gebracht werden.

Badeöl gegen Erkältungen

Erkältungen können Sie mit Medikamenten behandeln – dann müssen Sie die unerwünschten Nebenwirkungen in Kauf nehmen. Oder Sie entscheiden sich für eine sanfte, wirksame und von Nebenwirkungen freie Badelösung gegen Erkältungen. Sie haben die Wahl.
Für ein wirksames Bad gegen Erkältungen benötigen Sie folgende Zutaten: 85 Milliliter Mandelöl, jeweils 5 Milliliter Pfefferminzöl, Eukalyptusöl, Latschenkieferöl, Thymianöl, Rosmarinöl, jeweils 20 Milliliter Fluidlezithin und Betain sowie 150 Milliliter Weizengrassaft.
▶ Zubereitung: Die ätherischen Öle werden zunächst mit Fluidlezithin verrührt, dann wird das Betain vorsichtig zugegeben. Die Mischung in eine dunkle Flasche abfüllen und bald verbrauchen.

Die wohltuende und harmonisierende Wirkung von warmen Bädern können Sie mit Ölen und Badelotionen auf Weizengrassaft-Basis noch steigern: eine Wohltat für Körper und Psyche.

Öl für ein beruhigendes Bad

Wollen Sie Ihren Nerven eine echte Wohltat gönnen, dann empfiehlt sich folgendes Badeöl für ein Beruhigungsbad. Es entspannt und steigert Ihre Konzentrationskraft. Es eignet sich sehr gut als Bad vor dem Schlafengehen – am nächsten Tag sind Sie in Topform.

Die benötigen folgende Zutaten: 8 Gramm Rewoderm, 6 Gramm Sanfteen, 40 Gramm Betain, 20 Gramm Zetesol, 3 Milliliter Melissenöl, 3 Milliliter Fenchelöl, 3 Milliliter Johanniskrautöl, 85 Milliliter Mandelöl und 20 Milliliter Fluidlezithin BE, 100 Milliliter Weizengrassaft.

▶ Zubereitung: Bei dieser Öl-Schaumbad-Version verrühren Sie sehr langsam alle Zutaten außer dem Weizengrassaft, damit kein Schaum entsteht. Nun tröpfeln Sie den Weizengrassaft hinzu. Die Badeemulsion füllen Sie in eine dunkle Flasche ab. Die Wirkung tritt ein, wenn Sie mindestens 15 Minuten in der Wanne bleiben. Lassen Sie von Zeit zu Zeit etwas warmes Wasser nachfließen, damit aus der Entspannung keine Erkältung wird.

Bitte beachten Sie bei Ölbädern stets, dass ätherische Öle selbst in der Verdünnung eines Vollbades von den Augen fern gehalten werden müssen, um Reizungen zu vermeiden.

Insektenmittel

Mit Weizengrassaft können Sie ein unschädliches und doch hochwirksames Mittel gegen lästige Insekten herstellen. Zusätzlich pflegt und regeneriert der Weizengrassaft auch noch Ihre Haut. Sie benötigen folgende Zutaten: 2 Milliliter Lavendelöl, 1 Milliliter Nelkenöl, 2 Milliliter Zitronellöl, 1 Milliliter D-Panthenol, 2 Gramm Alginat, 50 Milliliter Weizengrassaft, eventuell 2 Milliliter Orchideenextrakt Conarom.

▶ Zubereitung: Vermischen Sie die ätherischen Öle und geben dann das Alginat bei. Achten Sie darauf, dass sich keine Klumpen bilden (elektrisches Rührgerät benützen). Zum Schluss geben Sie den Weizengrassaft hinzu.

Durch die Zugabe von Orchideenextrakt können Sie das Insektenmittel länger haltbar machen. Dieses natürliche Konservierungsmittel erlaubt es, auf Vorrat zu produzieren. Trotzdem gilt: Bei längerer Lagerung vermindern sich die Heilkräfte des Weizengrassaftes rapide.

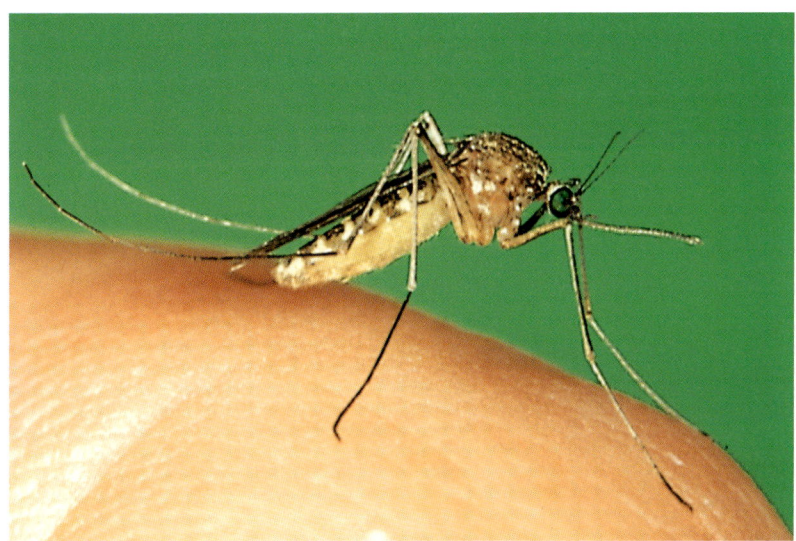

Deodorant

Körpergeruch stört – deswegen gebrauchen viele Menschen Deodorants. Viele dieser Antikörpergeruchmittel bestehen aus einer Mischung von Kalium, Aluminium und Alaun. Bereits zwei Gramm reines Alaun können tödlich wirken. Das US-amerikanische Gesundheitsministerium stuft manche Deodorants als Krebs erregend ein.

Naturkosmetik zum Selbermachen

Sie können sich recht einfach eine wirksame und von Nebenwirkungen freie Deolösung selbst zubereiten.

▶ Zubereitung: Erwärmen Sie 200 Milliliter Weizengrassaft und fügen 2 Milliliter LV 41, 1 Milliliter Zitronellöl und 2 Milliliter Odex hinzu. Füllen Sie diese Mischung in eine Pumpsprayflasche ab. Mit 1 Milliliter Orchideenextrakt verlängern Sie die Haltbarkeit Ihres neuen Deos. Zusätzlich sollten Sie mit Zitronensaft den pH-Wert der Lösung auf 6,5 einstellen, da sonst die Mixtur kristallisiert. Wie Sie einen pH-Wert regulieren, erfahren Sie in jedem Laden mit Naturkosmetik.

Die im Handel üblicherweise erhältlichen Deodorants enthalten häufig Stoffe, die die empfindliche Haut angreifen. Mit Weizengrassaft können Sie sich Ihr Deo selbst herstellen und haben damit die Garantie dafür, dass ausschließlich natürliche Inhaltsstoffe verwendet wurden.

Gesunde Kosmetik

Weizengrassaft hat nur im absolut frischen Zustand sein volles Wirkungsspektrum. Diesem Umstand müssen Sie auch bei der Herstellung von Kosmetik Rechnung tragen. Folglich sind nur Frischcremes, Frischgels oder Frischlotionen empfehlenswert.

In angelsächsischen Ländern haben Frauen Interessengemeinschaften gegründet: Sie produzieren Cremes, die an die Mitglieder verteilt werden. Die Frauen wechseln sich dabei ab. Jeden Tag stellt eine andere Frau den Tagesbedarf für alle her.

Reinigungsmilch

Zutaten
- ▶ 40 g Lamecreme
- ▶ 80 g Mandelöl
- ▶ 10 g Sanfteen
- ▶ 390 ml Weizengrassaft
- ▶ 2 ml Salbeiöl

Gemeinsam geht es besser: Vielleicht können Sie mit Freundinnen, Kolleginnen oder Nachbarinnen eine Interessengemeinschaft für Kosmetik mit Weizengrassaft gründen. Davon kann jedes Mitglied nur profitieren.

Zubereitung
Lamecreme, Mandelöl und Sanfteen mischen und auf 65 °C erhitzen. Den Weizengrassaft und das Salbeiöl sehr langsam hinzurühren und die Reinigungsmilch im Wasserbad erkalten lassen.

Waschcreme

Zutaten
- ▶ 40 g Lamecreme
- ▶ 10 g Ketylalkohol
- ▶ 140 g Erdnussöl
- ▶ 85 ml Weizengrassaft
- ▶ 85 g Glyzintensid
- ▶ 3 ml Zitronellöl
- ▶ 1 ml Lavendelöl

Zubereitung

Mischen Sie Lamecreme, Ketylalkohol sowie Erdnussöl, und erhitzen Sie die Mischung auf 65 °C. Mischen Sie den Weizengrassaft und Glyzintensid extra. Geben Sie während des Abkühlens der ersten Mischung sehr langsam die Weizengrassaft-Glyzintensid-Mischung hinzu. Wenn Sie mögen, können Sie noch 3 Milliliter Zitronellöl oder 1 Milliliter Lavendelöl hinzufügen.

Gesichtswasser für fettige Haut

Zutaten

- ▶ 3 g Allantoin
- ▶ 240 ml Weizengrassaft
- ▶ 36 g kosmetisches Haarwasser
- ▶ 15 g Hamamelis-Frischpflanzenextrakt

Zubereitung

Die Zutaten außer dem Weizengrassaft mischen, dann den Weizengrassaft hinzufügen und alles 2 Minuten rühren. Füllen Sie das Gesichtswasser in eine Pumpsprayflasche ab.

Gesichtsmaske mit Heileffekt

Zutaten

- ▶ 3 Messlöffel Alginat
- ▶ 10 g Kosmetisches Haarwasser
- ▶ 20 Messlöffel Heilerde
- ▶ 80 ml Weizengrassaft

Zubereitung

Vermischen Sie das Alginat mit dem Haarwasser (möglichst ohne Klümpchenbildung), fügen Sie die Heilerde hinzu – und zum Schluss den Weizengrassaft. Tragen Sie die Masse mit kreisenden Bewegungen auf die Haut auf, und lassen Sie sie 10 bis 20 Minuten einwirken. Dann die Haut mit Waschcreme und Gesichtswasser behandeln.

Gesundheit und Schönheit – mit Weizengrassaft können Sie beide Ziele auf natürliche Weise in Einklang bringen.

Die Hausapotheke mit Weizengrassaft

Krankheit	Heilkräuter	Zubereitung
Arteriosklerose	1 Teil Baldrianwurzel, 4 Teile Mistel, 1 Teil Schachtelhalmblätter, 4 Teile Weißdorn, fein gemahlen	1 EL dieser Mischung auf 100 ml Weizengrassaft; 15 Stunden ziehen lassen. Tagesration in 3 Teile teilen.
Blähungen	Kümmel, Kamillen, Pfefferminzblätter, Anis zu gleichen Teilen	1 EL dieser Kräutermischung auf 50 ml Weizengrassaft; 6 Stunden ziehen lassen. Tagesration im Bedarfsfall.
	oder Kamillen, Fenchelfrüchte, Anis, Kümmel zu gleichen Teilen	1 EL dieser Kräutermischung auf 50 ml Weizengrassaft; 6 Stunden ziehen lassen. Tagesration im Bedarfsfall.
Blasenkatarrh	1 Teil Liebstöckelwurzel, 1 Teil Petersilienfrüchte, 2 Teile Bärentraubenblätter	1 TL dieser Mischung in 1/4 l Weizengrassaft 5 Stunden ziehen lassen. Nicht auf Vorrat, sondern stets neu ansetzen.
Blasenleiden	Hauhechelwurzel, Liebstöckelwurzel, Süßholzwurzel, Schachtelhalmkraut, Stiefmütterchen zu gleichen Teilen	1 TL dieser Mischung kommt auf 100 ml Weizengrassaft; nur 30 Minuten ziehen lassen. Anwendung nur unter ärztlicher Aufsicht!
Blutarmut	Brennnesselblätter, Tausendgüldenkraut, Wermut, Hagebutten zu gleichen Teilen	1 EL dieser Kräutermischung mit 125 ml Weizengrassaft verrühren; 4 Stunden ziehen lassen. Durch ein Sieb geben, mit Honig süßen und schluckweise trinken. Tagesration.

Die Hausapotheke mit Weizengrassaft

Krankheit	Heilkräuter	Zubereitung
Bronchitis	Je 1 Teil Eibischblätter, Käsepappel, Süßholzwurzel, 2 Teile Leinsamen	1 TL der Kräutermischung mit 50 ml Weizengrassaft mischen; 4 Stunden ziehen lassen. Durch ein Sieb gießen, mit 1 TL Honig süßen. Davon kann bis zu 10-mal am Tag getrunken werden.
	oder Anis, Süßholzwurzel, Spitzwegerichblätter, Fenchelfrüchte, Huflattichblätter zu gleichen Teilen	2 TL der Kräutermischung auf 125 ml Weizengrassaft geben; 12 Stunden ziehen lassen. Durch ein Sieb geben und mit Honig süßen. Mehrmals täglich davon trinken.
	oder Malvenblätter und -blüten, Königskerzenblätter und -blüten, Huflattichblätter zu gleichen Teilen	1 TL dieser Mischung in 50 ml Weizengrassaft 2 Stunden ziehen lassen. Durch ein Sieb geben, mit Hönig süßen und abends trinken.
	oder Königskerzenblätter, Süßholzwurzel, Eibischwurzel und -kraut, Huflattichblätter zu gleichen Teilen	4 TL davon mit 200 ml Weizengrassaft mischen und 24 Stunden ziehen lassen. Durch einen Sieb gießen, mit Honig süßen und bei Hustenanfall trinken.
Durchfall	Benediktenkraut, Stiefmütterchenkraut, Kamillenblätter, Sennesblätter, Pfefferminzblätter zu gleichen Teilen	50 ml Weizengrassaft und 2 EL dieser Kräuter mischen; 24 Stunden ziehen lassen. Die Mischung durch ein Sieb gießen und bei Bedarf trinken. Tagesration.

Die Hausapotheke mit Weizengrassaft

Krankheit	Heilkräuter	Zubereitung
Fettsucht	Je 7 Teile Löwenzahn und Pfefferminzblätter, je 15 Teile Faulbaumrinde und Sennesblätter	1 TL der Mischung in 50 ml Weizengrassaft 2 Stunden ziehen lassen. Durch ein Sieb gießen und ungesüßt trinken.
Gallensteine	Benediktenkraut, Malvenblüten, Ringelblume, Stiefmütterchen, Faulbaumrinde, Schafgarbe zu gleichen Teilen	3 TL der Mischung auf 200 ml Weizengrassaft geben; 18 Stunden ziehen lassen. Über den Tag verteilt mehrmals trinken.
Haarausfall	2 g Brennnesselblätter, 2 g gehackte Zwiebeln, 100 g 80%iger Alkohol	Zunächst die Brennnesselblätter und die Zwiebeln mit dem Alkohol 12 Stunden ziehen lassen. Dann 100 ml Weizengrassaft hinzufügen und weitere 8 Stunden stehen lassen. Anschließend in die Kopfhaut einreiben.
Hämorrhoiden	Faulbaumrinde, Ringelblume, Schafgarbe, Süßholzwurzel und Fenchelfrucht zu gleichen Teilen	1 EL der gut gemischten Kräuter 10 Stunden lang in 50 ml Weizengrassaft ziehen lassen. Durch ein Sieb gießen und 1-mal täglich trinken. Dauer: 14 Tage.
Nervöse Herzbeschwerden	Je 1 Teil Arnika- und Borretschblüten, 2 Teile Rautenblätter, je 3 Teile Wiesenbibernelle und Melissenblätter	2 EL der Mischung auf 100 ml Weizengrassaft; 2 Stunden ziehen lassen. Durchsieben und 3-mal täglich trinken.
Kehlkopfkatarrh	Malvenblüten, Eibischwurzel, Süßholzwurzel, Königskerze, Huflattich und Bibernelle zu gleichen Teilen	Stündlich 1 TL der Mischung in 50 ml Weizengrassaft 1 Stunde ziehen lassen.

Die Hausapotheke mit Weizengrassaft

Krankheit	Heilkräuter	Zubereitung
Keuchhusten	5 Teile Salbei, 8 Teile Anis, 10 Teile Schlüsselblume, jeweils 15 Teile Eibischwurzel, Holunderblüten und Thymian	1 EL der Kräutermischung auf 100 ml Weizengrassaft geben; 6 Stunden ziehen lassen. Durch ein Sieb gießen und esslöffelweise tagsüber zu sich nehmen.
Koliken	Kamille, Melisse, Baldrian, Bitterklee und Lavendelblüten zu gleichen Teilen	3 EL der gut gemischten Kräuter in 200 ml Weizengrassaft 6 Stunden durchziehen lassen. Sieben und löffelweise bei Kolikanfällen einnehmen.
Krampfadern	Kalmuswurzeln, Kastanienblätter, Brennnesselblätter und Thymianblätter zu gleichen Teilen	5 EL der Kräutermischung 24 Stunden lang in 200 ml Weizengrassaft ziehen lassen. Nicht durch das Sieb gießen, sondern insgesamt in ein Vollbad geben. Anwendungsdauer: 1-mal täglich, 3 Monate lang.
Menstruationsbeschwerden	Je 1 Teil Rosmarin und Zinnkraut, je 2 Teile Hirtentäschel und Schafgarbe	1 EL dieser Mischung in 100 ml Weizengrassaft 4 Stunden ziehen lassen. Durchs Sieb gießen und über den Tag verteilt trinken. Bei starken Schmerzen 2 ml Tangerineöl hinzufügen.
Schlaflosigkeit	Baldrian, Melisse, Lavendelblüten, Schafgarbe, gemahlene Nelken zu gleichen Teilen	2 TL der gut gemischten Kräuter auf 300 ml Weizengrassaft geben. 4 Stunden vor dem Schlafengehen löffelweise einnehmen.

Die Herkunft der Heilkräuter

Wenn Sie mehr über Heilkräuter und ihre Anwendungsmöglichkeiten erfahren möchten, lesen Sie den Ratgeber »Heilkräuter aus der Apotheke« von Heidelore Kluge, der ebenfalls im Südwest Verlag erschienen ist.

In den letzten fünf Jahren verzeichnet der Handel mit Heilkräutern zweistellige Zuwachsraten. Dies geht vor allem auf die steigende Zahl der Menschen zurück, die sich mit Heilkräutern selbst behandeln.

Ob Sie nun die für Ihre Hausapotheke benötigten Heilkräuter selbst sammeln oder im Laden erwerben – achten Sie in beiden Fällen darauf, dass Sie Kräuter ohne Pestizidbelastung erhalten:

▶ Fragen Sie nach der Herkunft der Kräuter.

▶ Vermeiden Sie Sammelplätze in der Nähe dicht befahrener Straßen.

▶ Sammeln Sie keine Kräuter am Rand von intensiv bewirtschafteten Feldern und Äckern.

▶ Der Anbau in kontrollierten Plantagen kann gesunde Kräuter hervorbringen, er muss es aber nicht.

▶ Pflanzen, die unter Naturschutz stehen, dürfen auf keinen Fall gepflückt werden.

Wie man Heilpflanzen sammelt und lagert, kann man übrigens auch in verschiedenen Kursen an der Volkshochschule oder in einschlägigen Vereinen erlernen.

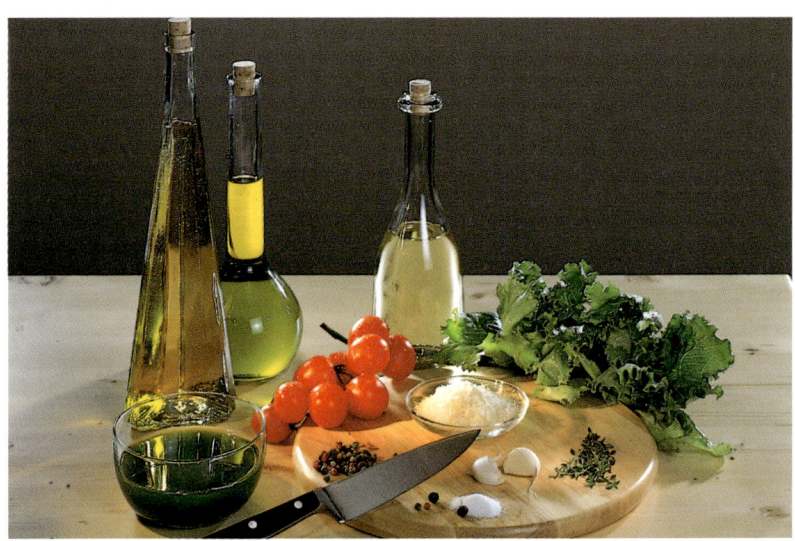

Je frischer Heilkräuter und Weizengrassaft verwendet werden, desto besser können sich die enthaltenen Wirkstoffe entfalten.

Über den Autor

Marc Meintrup ist Autor mit dem Fachgebiet Ethnomedizin. Er veröffentlichte zahlreiche international erfolgreiche Bücher zum Thema und bildet in seinen Naturheilkliniken Therapeuten für die tägliche Gesundheitspraxis aus.

Literatur

Meintrup, Marc: Natürlich behandeln mit Aloe vera. Südwest Verlag. München 1997

Schmid, Reiner: Weizengrassaft – Medizin für ein neues Zeitalter. Verlag Ernährung & Gesundheit. 4. Auflage, München 1995

Zittlau, Dr. Jörg/Kriegisch, Dr. Nobert: Das große Buch der gesunden Ernährung. Südwest Verlag. München 1997

Zittlau, Dr. Jörg/Kriegisch, Dr. Nobert/Heinke, Dagmar P.: Hausmittel. Südwest Verlag. 3. korrigierte Auflage, München 1997

Bezugsquellen für Weizengras

Pura vita, Inh. Reiner Schmid, Leostraße 14, 81375 München
Agna flora, Inh. G. und H. Schlüer, Dinghartiger Straße 1, 82064 Straßlach

Hinweis

Das vorliegende Buch ist sorgfältig erarbeitet worden. Dennoch erfolgen alle Angaben ohne Gewähr. Weder Autor noch Verlag können für eventuelle Nachteile oder Schäden, die aus den im Buch gemachten praktischen Hinweisen resultieren, eine Haftung übernehmen.

Anmerkung der Redaktion

Sie haben es sicher gemerkt, dass wir diesem Buch die neuen amtlichen Rechtschreibregeln zu Grunde/zugrunde gelegt haben.

Bildnachweis

AKG, Berlin: 49 (Werner Forman); Pasieka Alfred, Hilden: 6, 29, 43, 66; Südwest Verlag, München: U4, 1, 8, 10, 13 re. u. li., 16, 20, 23, 33, 46, 54, 59, 74, 79, 84, 94 (Michael Nagy); Tony Stone, München: Titel; Wildlife, Hamburg: 87 (P. Hartmann)

Impressum

© 1997 Südwest Verlag GmbH & Co. KG, München

Alle Rechte vorbehalten. Nachdruck – auch auszugsweise – nur mit Genehmigung des Verlages.

Lektorat:
Dr. Bertram J. Ganzfelder
Projektleitung:
Susanne Garte
Redaktionsleitung:
Dr. med. Christiane Lentz
Bildredaktion:
Ute Schoenenburg
Produktion:
Manfred Metzger
Umschlag:
Till Eiden
DTP/Satz/Layout:
Wolfgang Lehner
Druck:
Color-Offset, München
Bindung:
R. Oldenbourg, München
Printed in Germany

Gedruckt auf chlor- und säurearmem Papier

ISBN 3-517-07522-1

Register